150 Jahre

Kohlhammer

Umsorgen
Hospiz- und Palliativarbeit praktisch

Hrsg. **Bayerischer Hospiz- und Palliativverband**

Bd. 1 Schulung ehrenamtlicher Hospizbegleiter (Gratz, Mayer, Weidemann; ISBN: 978-3-17-029940-5)

Bd. 2 Auf dem Weg zur Kooperationsvereinbarung (Kittelberger, Gratz, Rösch; ISBN: 978-3-17-029944-3)

Bd. 3 Trauerbegleitung organisieren (Meyer, Brüning-Wolter, Fischinger, Rudert-Gehrke, Stockstrom; ISBN: 978-3-17-029948-1)

Bd. 4 Hospiz- und Palliativversorgungsnetzwerke gestalten (Rösch; ISBN: 978-3-17-030770-4)

In Vorbereitung:

* Die Schätze des Alters heben (Bergmann, Kittelberger; ISBN: 978-3-17-031883-0)
* Hospizkultur und Palliativkompetenz in stationären Einrichtungen entwickeln und nachweisen (Rösch, Kittelberger; ISBN: 978-3-17-031891-5)

Stefan Meyer, Barbara Brüning-Wolter,
Esther Fischinger, Regine Rudert-Gehrke,
Christine Stockstrom

Trauerbegleitung organisieren

Unter Mitarbeit von Barbara Mallmann,
Monika Weis, Chris Paul

Verlag W. Kohlhammer

1. Auflage 2016

Alle Rechte vorbehalten
© W. Kohlhammer GmbH, Stuttgart
Gesamtherstellung: W. Kohlhammer GmbH, Stuttgart

Print:
ISBN 978-3-17-029948-1

E-Book-Formate:
pdf: ISBN 978-3-17-029949-8
epub: ISBN 978-3-17-029950-4
mobi: ISBN 978-3-17-029951-1

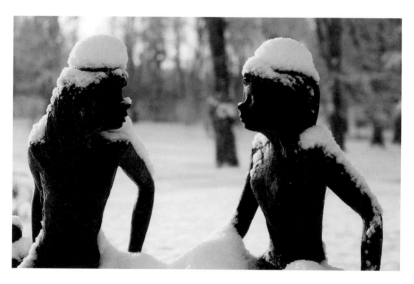

»Zwiegespräch«
Bronze: Jürgen Ebert; Foto: Wolf Eckart Freiherr von Gemmingen-Homberg

Inhalt

Vorwort

Seit den Anfängen der Hospizbewegung gehört auch Trauerbegleitung zu den Aufgaben der Hospizdienste. Menschen in der Hospizbewegung erleben immer wieder Trauernde, für die der Weg zurück in das (neue, andere, ungewohnte) Leben als nicht zu bewältigende Herausforderung oder nahezu unmöglich erscheint. Alleine und verlassen, keine neue Perspektive, keine Hoffnung, vom Umfeld nicht verstanden, keine Kraft für die Dinge des Alltags, eines Stücks der Identität beraubt – all das und vieles mehr können Gefühle sein, die Trauernde bewegen.

In diesem Buch haben Praktiker der Trauerbegleitung ihre Erfahrungen zusammengetragen und wollen all jenen eine Unterstützung sein, die in ihren Hospizdiensten »Trauerbegleitung organisieren«. Auch wenn es auf den ersten Blick ganz einfach erscheint, bedarf es neben dem nötigen Wissen auch vielfältiger Kompetenzen und Rahmenbedingungen. In den verschiedenen Kapiteln wird auf die einzelnen Bereiche von Trauerbegleitung eingegangen.

Ich möchte mich an dieser Stelle ganz besonders bei allen Mitautoren für die Geduld und Ausdauer bei der Erstellung dieses Werkes bedanken. Besonderer Dank gilt Barbara Mallmann, Chris Paul und Monika Weis, die die Praxishilfen im Anhang erstellt haben. Durch das Einbringen ihrer persönlichen Erfahrungen und ihrer Mithilfe sind Empfehlungen entstanden, die im Umgang mit trauernden Kollegen, bei Trauer in der Schule und der Dokumentation im Hospizdienst praktische Hilfestellung geben. Für die aktive Unterstützung dieser Reihe »Umsorgen – Hospiz- und Palliativarbeit« des BHPV als Schriftleitung gilt Margit Gratz ein spezieller Dank.

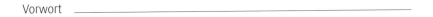

Möge dieses Buch allen Lesern neue Impulse für die Praxis bereithalten und die Organisation von Angeboten der Trauerbegleitung erleichtern.

Stefan Meyer

1   Theoretische Grundlage

Regine Rudert-Gehrke und Stefan Meyer

1.1   Grundverständnis der Trauerbegleitung

Das Grundverständnis der Hospizarbeit ist seit jeher die ganz-
heitliche Begleitung schwerstkranker und sterbender Menschen
und ihrer Zugehörigen, auch auf dem Weg durch die Trauer.

* Aufgrund gesellschaftlicher Veränderungen ist der Bedarf
  größer geworden: das zeigt die deutlich steigende Zahl der
  Anfragen nach Unterstützung im Trauerprozess.
* Der Verlust eines nahestehenden Menschen ist eine starke
  emotionale Belastung und kann den Trauernden in eine existenzielle Krise führen.
* Zudem kann Trauerbegleitung ein wichtiger Beitrag zur Ge-
  sundheitsprophylaxe sein.

Deshalb ist Trauerbegleitung eine mitmenschlich notwendige Aufgabe für jeden Hospizdienst.

Trauerbegleitung und Sterbebegleitung sind zwei Säulen in der Hospizbewegung und dürfen nicht vermischt werden. Die Sterbebegleitung durch die Hospizbegleiter[1] endet mit dem Tod. Auf Wunsch können Angehörige in bestehende Angebote für Trauernde eingebunden werden.

Die Angebote der Trauerbegleitung stehen allen Menschen offen – unabhängig von einer zuvor stattgefundenen Sterbebegleitung.

1.2 Jeder Mensch trauert anders

Ebenso wie in einer Hospizbegleitung ist der Umgang mit trauernden Menschen von Respekt und Wertschätzung geprägt. Sie orientiert sich an den individuellen Wünschen und Bedürfnissen, sucht nach den Ressourcen des Trauernden und vertraut auf die Selbstheilungskräfte und Entwicklungsmöglichkeiten des betroffenen Menschen. Persönliche Lebenserfahrungen mit Sterben, Tod und Trauer müssen wahrgenommen und berücksichtigt werden.

Trauernde fühlen sich oft ausgegrenzt, unverstanden und allein gelassen. Trauer kann einsam und krank machen oder Ängste auslösen. Durch die Trauerbegleitung bekommen Be-

---

1 Aus Gründen der Lesbarkeit wird in diesem Buch jeweils nur die männliche Form verwendet. Es sind jedoch immer beide Geschlechter gleichermaßen gemeint.

troffene Unterstützung in ihrem Trauerprozess. Trauernde Menschen werden ermutigt, ihre Trauergefühle zuzulassen, den Trauerweg zu durchleben und ihren eigenen Weg der Reorganisation ihres Lebens zu suchen.

Die Trauerreaktionen und Trauerverläufe hängen von vielen persönlichen Faktoren ab (vgl. Müller et al. 2014):

* Art und Qualität der Beziehung
* War der Verlust erwartet oder völlig unerwartet?
* War der Tod natürlich oder unnatürlich (Suizid, Mord, Unfall, Fahrlässigkeit)?
* Hätte der Trauernde das eintretende Ereignis verhindern können (Schuldfragen)?
* Konnte der Trauernde sich verabschieden?
* Persönlichkeitsstruktur und Reife
* Haltung, Werte, Spiritualität
* Soziale Einbindung und materielle Situation

Trauerbegleitung kommt dann an ihre Grenze, wenn der Hinterbliebene therapeutische Hilfe benötigt. Auch erschwerte oder komplizierte Trauerverläufe erfordern grundsätzlich eine Begleitung und Unterstützung durch therapeutische Fachkompetenz. Erschwerte Trauerverläufe können verursacht sein durch (vgl. Müller et al. 2014):

* uneindeutige Verluste (z. B. vermisst, Flugzeugabsturz),
* hochambivalente Beziehungen (z. B. Ablehnung des Verstorbenen, Tod in der Trennungsphase),
* mehrere Verlusterfahrungen in kurzen Abständen (müssen nicht zwingend Todesfälle sein),
* Tabuisierung/Negierung des Verlustes (z. B. Suizid, Fehlgeburt, Abtreibung, Mord).

13

Bei diesen Trauerverläufen ist ein örtliches Netzwerk mit therapeutischen Unterstützungsmöglichkeiten sinnvoll (Notfallseelsorge-Team, Telefonseelsorge, Krisendienst, Psychologische Beratungsstellen, Traumatherapeuten etc.).

1.3 Trauermodelle

Die Trauerforschung hat von der Vorstellung, dass Hinterbliebene bestimmte lineare Trauerphasen durchlaufen, Abstand genommen. Die noch immer sehr verbreiteten Phasenmodelle gehen davon aus, dass ein Hinterbliebener zuerst im Schockzustand lebt, dann ein Gefühlschaos erlebt, anschließend den Verstorbenen sucht und mit ihm Zwiesprache hält und sich schließlich, in der vierten Phase, wieder dem Alltag zuwendet. Die Elemente der Phasenmodelle treten zwar bei trauernden Menschen auf, eine Gesetzmäßigkeit ist jedoch nicht nachweisbar.

Die aktuelle Trauerforschung geht von einem »Dualen Prozessmodell« aus. Das bedeutet: in trauernden Menschen finden zwei parallele Prozesse statt. Zum einen beschäftigt sich der Mensch stark mit dem erlittenen Verlust und schaut in die Vergangenheit zurück, als der geliebte Mensch noch lebte. Zum anderen muss er sich um sein neues Leben ohne die geliebte Person kümmern und sich somit der Gegenwart bzw. seiner Zukunft zuwenden. Dieser »duale Prozess« kann sich mehrmals täglich in einem Menschen abspielen und dessen ambivalente Gefühle und sein Verhalten erklären.

Bekannte Trauermodelle sind:

* Dr. Jorgos Canacakis: Lebensentwicklungs- und Trauerumwandlungsmodell (LETUM©) (http://www.trauerseminare-¬ akademie-dr-canacakis.de/, Zugriff am 11.02.2016)
* Verena Kast: Trauerphasen (Kast 2013)
* Chris Paul: 6 Traueraufgaben (Paul 2011)
* Waldemar Pisarski: Bindungsmuster (Pisarski 2006)
* Dr. Ruthmarijke Smeding: Trauer erschließen (Smeding 2010)
* William J. Worden: 4 Traueraufgaben (Worden 2010)

1.4 Trauer im Team – wenn wir selbst betroffen sind

Auch wenn sich haupt- und ehrenamtliche Mitarbeiter in Hospiz- und Palliativeinrichtungen intensiv mit Tod und Sterben auseinandergesetzt haben, so ist es trotzdem ein immenser Unterschied, wenn ein Kollege selbst vom Tod eines nahestehenden Menschen betroffen ist.

Trotz aller Erfahrung und des professionellen Wissens ist der persönlich Betroffene im Wortsinn »betroffen« und reagiert wie jeder Angehörige, wie jeder Sohn oder jede Tochter, wie jeder Lebenspartner, wie jeder Freund, Kollege oder Nachbar auch. Es sollte Mitarbeitern klar sein, dass sie selbst in einer solchen persönlichen Situation nicht »professionell« sind, sondern vom Gefühlschaos der Trauer genauso erreicht werden wie jeder andere Mensch. Es tut gut, auf Verständnis im Verein oder in der Einrichtung zu stoßen, wenn die eigenen Grenzen empfindlich berührt sind.

Es ist notwendig, den betroffenen Kolleginnen und Kollegen Raum und Zeit zu geben, um über ihren Verlust zu sprechen. Auch das Kollegenteam braucht diese Zeit und diesen Raum zum Reden, um Verluste mitzutragen und zu verarbeiten. Den in der Hospiz- und Palliativarbeit Tätigen ist der Umgang mit persönlicher Trauer nicht alltäglich, sodass viel Sensibilität und Fingerspitzengefühl im Miteinander gefragt sein werden.

2 Voraussetzung und Qualifizierung für Trauerbegleitung[2]

Christine Stockstrom

Seit den Anfängen der Hospizbewegung wird Trauerbegleitung als eine wichtige Aufgabe der Hospizarbeit benannt. Vielfältige Angebote sind entstanden: Sie reichen von Einzelbegleitungen über Trauercafés, offene und geschlossene Trauergruppen bis hin zu Trauerspaziergängen und kreativen Angeboten.

---

2 Dieses Kapitel basiert auf den von der Autorin erstellten Inhalten der Website des Bundesverbands Trauerbegleitung e. V. (http://bv-trauer¬ begleitung.de/), dessen Vorsitzende Christine Stockstrom ist.

2.1 Sterbebegleitung versus Trauerbegleitung

Manchmal findet sich die Auffassung, dass Hospizbegleiter, die Sterbende begleiten, auch die Angehörigen der Verstorbenen in ihrer Trauer begleiten sollten und könnten. Das will wohl überlegt sein – und dies aus mehreren Gründen:

* Sterbebegleitung und Trauerbegleitung sind sehr verantwortungsvolle Aufgaben. Beide Bereiche berühren und überschneiden sich zwar teilweise, doch es ist ein Unterschied, ob ein Mensch aus dem Leben heraus (Sterbebegleitung) oder in einem Trauerprozess wieder ins Leben zurück begleitet wird (Trauerbegleitung).
* Sterbebegleitende werden durch das – gewollte – Eingehen einer Beziehung zum Sterbenden und zu den Angehörigen auch selbst zu von Trauer Betroffenen, zu Trauernden. Deshalb ist es fragwürdig, wenn dieselben Begleitenden in der betroffenen Familie in einer Doppelrolle als Sterbe- und Trauerbegleiter eingesetzt werden.
* Es stellt sich auch die Frage der Loyalität: In der Sterbebegleitung sollen trotz Mitbegleitung der Angehörigen die Wünsche des Sterbenden Vorrang haben – im Trauerprozess steht der Angehörige im Fokus. Hier kann es zu inneren Konflikten kommen, nicht nur bei den Begleitenden, sondern auch bei den Angehörigen. Die Begleitenden werden im Rahmen ihrer ehrenamtlichen Rolle selbst ein Teil des Familien- und Trauersystems.
* Beide Begleitungsprozesse brauchen Menschen, die sensibel und mit einem vielschichtigen Wissen diese Aufgabe übernehmen. Und diese Begleitenden brauchen dann auch selbst

Begleitung, um ihre Erfahrungen und sich selbst immer wieder zu reflektieren und ihrerseits aufgefangen zu werden.

Es ist gut, wenn Begleitende sich immer wieder bewusst machen, dass die erlebten Begegnungen sie auch persönlich prägen. Sterbende und Trauernde vertrauen ihnen Wichtigstes an: ihre Gedanken über ihr Leben und ihr Sterben. Und sie vertrauen sich selbst den Begleitenden an. Das sollte gewürdigt werden – gerade auch durch die Zeit der Verarbeitung und zur Selbstpflege.

Nur wenn sich Begleitende selbst Zeit zur Trauer nehmen, werden sie auch Vorbild für einen gesünderen, natürlicheren und selbstverständlicheren Umgang mit Trauer sein (Stockstrom 2015).

Sterbebegleiter haben eine wichtige Rolle und Funktion in der Familie, die sie besuchen: In der Zeit kurz vor Eintritt des Todes bis zur Bestattung können sie dafür sorgen, dass Trittsteine für den Trauerprozess gelegt werden! Ruthmarijke Smeding spricht von »Schleusenzeit« und »Schleusenwärtern« (Smeding 2010). In vielen Hospizdiensten wird im Vorbereitungskurs darauf aufmerksam gemacht. Doch in der Praxis kommt es genau hier zu Unsicherheiten und Hilflosigkeit. Deshalb ist es notwendig, Mitarbeiter dazu laufend zu schulen.

2.2 Folgerungen für Vorstände und Koordinatoren der Hospizdienste

Um die Nachhaltigkeit der Qualifizierung und des Einsatzes von ehrenamtlichen Hospizmitarbeitenden zu gewährleisten, erscheint es notwendig, dass Leitende folgende Themen reflektiert haben:

* Die Unterschiede zwischen Sterbe- und Trauerbegleitung
* Die eigene Trauer der Sterbebegleitenden
* Sterbebegleitende können im Rahmen ihrer Rolle ein Teil des Trauersystems geworden sein und sind dann mit der weiteren Begleitung entweder überfordert oder nicht mehr distanziert genug.
* Welche Qualifikation braucht der Ehrenamtliche für welche Aufgaben? Hier ist daran zu denken, dass Schulung vor Überforderung schützt!
* Welche Schulungen und Weiterbildungen können für Ehrenamtliche in der Trauerbegleitung ermöglicht werden?

2.3 Von der Notwendigkeit, zur Trauerbegleitung zu qualifizieren

Inzwischen ist unumstritten, dass ehrenamtliche Hospizbegleiter sich auf ihre Aufgaben in der Sterbebegleitung vorbereiten müssen und ohne Vorbereitungskurs nicht in Begleitungen eingesetzt werden dürfen. Für die Trauerbegleitung ist dieser Gedanke erstaunlicherweise noch nicht überall im Bewusstsein, wird hier und da sogar infrage gestellt.

Der Verlust eines nahestehenden Menschen ist eine starke Belastung und kann in eine existenzielle Krise führen. Durch die Trauerbegleitung erhalten Betroffene in ihrem Trauerprozess Unterstützung. Deshalb ist Trauerbegleitung eine mitmenschliche und notwendige Aufgabe.

Zum Schutz von trauernden Menschen ist es wichtig, auf Qualität in der Schulung zur Trauerbegleitung zu achten. Darum hat der Bundesverband Trauerbegleitung e. V. (BVT) Standards für Trauerbegleitungsqualifizierungen erarbeitet, in die neue Erkenntnisse aus der Trauerforschung einfließen und einen Widerhall finden. Die Fortbildungen nach den Standards des BVT haben die Zielsetzung einer erweiterten Handlungskompetenz in der Beratung und Begleitung durch Schulung der

* Fachkompetenz,
* Selbstkompetenz,
* Methodenkompetenz,
* sozialen Kompetenz.

Zu den Inhalten der »Qualifikation in Trauerbegleitung« gehören darum in besonderer Weise die Reflexion der eigenen Trauererfahrungen und der Motivation zur Trauerbegleitung. Ein Trauerbegleiter muss die jeweiligen Trauersymptome kennen und erkennen und auf nutzbare Ressourcen der Trauernden achten. Die Fähigkeit, zu entscheiden, ob der Trauernde auch therapeutische Unterstützung braucht, ist ebenso erforderlich wie Kenntnisse über Trauerreaktionen und die Möglichkeit, dass Trauer durch Sekundärverluste verstärkt wird.

Fazit: Um mit trauernden Menschen kompetent umgehen zu können, ist eine Schulung bzw. Qualifizierung unabdingbar.

2.4 Standards in der Qualifizierung: Notwendigkeit und Herausforderung

Hospizdienste sind die geläufigsten Einrichtungen, in denen auch Hilfen für Trauernde angeboten werden. Solche Angebote erstrecken sich in den Hospizdiensten von Trauergruppen, Trauercafés, Angeboten von Einzelbegleitungen bis hin zu besonderen Trauerangeboten wie »Verwaiste Eltern«, Angeboten für trauernde Kinder, Trauerbesuchsdienste, Trauer nach einem Suizid und (sehr selten) Trauer nach dem Verlust eines Kindes durch Schwangerschaftsabbruch.

Allerdings zeigen sich zwei signifikante Entwicklungen, die in der Zukunft eine große Rolle spielen werden:

1. Hospizdienste als Zusammenschlüsse, die hauptsächlich ehrenamtliche Tätigkeiten koordinieren und anbieten, werden – vor allem im großstädtischen Bereich – ergänzt durch Anbieter mit professionellen Begleitungs- und Versorgungsangeboten wie Palliativpflege, palliativmedizinische Versorgung, SAPV etc. Solche Angebote für Sterbende und ihre Angehörigen entstehen sinnvollerweise in enger Zusammenarbeit mit Krankenhäusern, gelegentlich auch Ärzte-Praxisnetzen.

   Es versteht sich von selbst, dass in solchen Zentren Trauerangebote zum Begleitangebot für Angehörige dazugehören, die wiederum von ehrenamtlich Tätigen und Hauptamtlichen, die sich beruflich in diesem Bereich qualifiziert haben, durchgeführt werden.

2. Eine weitere wichtige Entwicklung wird zu einer Zunahme von Trauerbegleit- und Therapieangeboten außerhalb von Hospizdiensten führen. Jetzt schon bieten Bestattungsunter-

nehmen, Psychologische Praxen, sonstige Beratungsdienste, niedergelassene Psychologen, Bildungswerke oder auch ausgebildete Trauerberater in selbstständiger Tätigkeit Trauergruppen und Einzelberatungen an.

So entsteht eine große Vielfalt an Trauerbegleitungsangeboten, die unterschiedliche Konzepte und wohl auch unterschiedliche Qualität aufweisen. Insofern ist die Festlegung von Standards in der Trauerbegleiter-Qualifizierung, wie sie der BVT verlangt, zu befürworten. Die Zertifizierung des Qualifizierungscurriculums einer Einrichtung oder Akademie und ebenso der Teilnehmer, die die Qualifikation erfolgreich abgeschlossen haben, sind konsequente Folgen.

2.5 Qualifizierung zur Trauerbegleitung

Die Voraussetzungen für die Teilnahme an einer Qualifizierungsmaßnahme sollten in der Regel denen der Hospizarbeit entsprechen:
* Mindestalter 24 Jahre
* Bereitschaft zur Selbsterfahrung
* Psychische Belastbarkeit
* Schlüsselkompetenzen für die Arbeit mit Trauernden, aber nicht zwingend eine Berufsausbildung
* Respekt vor Menschen verschiedener Weltanschauungen

Inhalte der Qualifikation (nach den Standards des BVT)

Fachkompetenz

* Abgrenzung und Unterscheidung von Trauerbegleitung und Sterbebegleitung
* Auftragsklärung
* Grundwissen über Trauerprozesse und Trauersymptome
* Wissen um Übertragung und Gegenübertragung im Trauerprozess
* Systemische Wirkung von Trauer

Methodenkompetenz

* Gesprächsführung
* Kennenlernen kreativer Methoden
* Krisenintervention (Fähigkeit, auf Krisen zu reagieren)
* Prozessgestaltung (Einblick in die Gestaltungsmöglichkeiten eines Begleitungsprozesses)
* Rituale (beispielhafte Kenntnis und kritische Würdigung)

Selbstkompetenz

* Achtung vor der eigenen Entscheidungsfähigkeit und den eigenen Werten des Trauernden
* Reflexion der Haltungen und Einstellungen zu unterschiedlichen religiösen Hintergründen und zu unterschiedlichen Arten von Verlust
* Reflexion der eigenen Weltanschauung
* Rollenreflexion
* Selbstreflexion
* Selbstfürsorge (Psychohygiene)

Sozialkompetenz schulen und trainieren durch

* Lernen in und mit der Gruppe
* Begegnen von eigener und fremder Trauer

◆ Erfahren und Erleben von unterschiedlichen Reaktionen und Umgangsweisen
◆ Wahrnehmen von eigenen Gefühlen
◆ Umgang mit eigenen Gefühlen

Handlungskompetenz
◆ Gesprächsführung
◆ Prozessgestaltung
  – Erstgespräch
  – Kontrakte, Kontraktgestaltung
  – Abschlussgestaltung
◆ Umgang mit Ressourcen und Grenzen
  – der Begleitenden
  – der Begleiteten

Supervision fördert und unterstützt die Bewusstheit der Teilnehmenden für den eigenen Trauerweg. Sie kann sich zu einem fortgeschrittenen Zeitpunkt auch als Praxisbegleitung der Teilnehmenden verstehen. Grundsätzlich sollte in der Qualifizierung ein Praxistransfer durch Fallbesprechung, Rollenspiel, Simulation u. a. stattfinden.

Die Vermittlung der Inhalte sollte sich durch kreative Methoden auszeichnen, die das eigene Erleben der Teilnehmenden und die Praxis der Trauerbegleitung unterstützen.

Für ehren- und hauptamtliche Hospizbegleiter, die im Trauercafé mitarbeiten und gelegentlich einen Trauerbesuch anbieten, empfiehlt sich ein Grundkurs. Alle anderen, die eine offene oder geschlossene Trauergruppe oder Einzelbegleitung anbieten, sollten eine große Basisqualifikation absolvieren.

2.6 Das Thema »Trauer« in der Hospizbegleiter-Befähigung

Sterbebegleiter und Sterbebegleiterinnen haben eine wichtige Rolle und Funktion in der Zeit vor Eintritt des Todes der begleiteten Person und über diesen hinaus bis zur Bestattung. Denn sie kommen mit Verlust und Trauer während der Sterbebegleitung ebenso in Berührung wie auch besonders nach Eintreten des Todes. In dieser Phase können sie dafür sorgen, dass für An- und Zugehörige Tritt- oder Stolpersteine für den weiteren Trauerprozess gelegt werden.

* Die kritische Auseinandersetzung mit den eigenen Vorstellungen darüber, was in der Schleusenzeit »richtig« oder »falsch« ist, muss ständiger Reflexionsprozess aller Hospizmitarbeitenden sein.
* Dabei sollte einerseits Wert gelegt werden auf die eigene Rolle, andererseits auf Möglichkeiten des Handelns (z. B. Rituale) oder auch des »Lassens«.
* Wie setzen sich die Sterbebegleitenden mit ihrer eigenen Trauer am Ende einer Begleitung auseinander? Wie nehmen sie selbst und die zuständigen Koordinatoren diese Trauer wahr? Gibt es Raum und Rituale für die eigene Trauer?

Vertiefte Einblicke in die Schulung von Hospizbegleitern im Umgang mit Verlust und Trauer im Rahmen ihres Handlungsfeldes bietet ein eigener Band (Gratz et al. 2015).

3 Angebote und Formen von Trauerbegleitung in Hospizdiensten

Barbara Brüning-Wolter

Hospizdienste sind auch für Menschen in Zeiten ihrer Trauer da. Bisherige Erfahrungen zeigen, dass in vielen Hospizdiensten die Nachfrage nach Begleitung wegen eines Trauerfalls sowie die konkrete Bitte um eine qualifizierte Trauerbegleitung stetig steigen.

Trauer und Trauerreaktionen beginnen nicht erst mit dem Versterben eines Angehörigen, sondern treten bei den Angehörigen bereits im Vorfeld auf. Jedem Abschied folgen individuelle Trauerreaktionen – unterschiedlicher Intensität.

3.1 Vorüberlegungen

Um in der Vielfalt der Angebotsformen jene herauszufiltern, die den Trauernden entgegenkommen, sich in das bestehende Angebotsspektrum einfügen und gleichzeitig für den Hospizdienst leistbar sind, lohnen einige Vorüberlegungen:

* Welche Anfragen und Anliegen werden von Trauernden an den Hospizdienst herangetragen?
* Wie viele und welche Ressourcen sowohl fachlicher, personeller, räumlicher als auch finanzieller Art können zur Verfügung gestellt werden?
* Welche Ressourcen können generiert werden (Räume anderer Einrichtungen für Trauercafé nutzen dürfen; Hospizbegleiter, die ans Aufhören denken, für die Trauerarbeit gewinnen, Spendenprojekt »Trauer« ins Leben rufen etc.)?
* Welche Trauerangebote gibt es für Erwachsene/für Kinder und Jugendliche in der Region? Welche Angebotsformen werden bereits abgedeckt?
* Welche Netzwerke und Kooperationspartner gibt es in der näheren Umgebung? Wie können diese für die Angebote im Hospizdienst genutzt werden?

Bei der Planung zur Integration von Trauerangeboten in die Institution sollten im Vorfeld die Anfragen und Bedürfnisse der Trauernden verifiziert und ausgewertet werden:

* Werden Trauerangebote für Erwachsene oder für Kinder und Jugendliche gewünscht?
* Werden Einzelberatungen/-begleitungen oder Gruppenangebote gesucht?

• Werden niederschwellige Angebote, wie z. B. Trauercafés, oder intensivere Angebote wie geleitete Trauergruppen nachgefragt?

3.2 Rahmenbedingungen

Die Rahmenbedingungen für die Trauerangebote in Hospizdiensten sind vergleichsweise einfach zu beschreiben:

In organisatorischer Hinsicht können die Möglichkeiten der Sterbebegleitung auch auf die Trauerbegleitung übertragen werden: Auskunft, Information und Anmeldung, dazu entsprechend eingewiesene Telefonberater, Formulare für Dokumentation und die interne Kommunikation usw. sind vorzuhalten. Es muss (wie in der Sterbebegleitung auch) sichergestellt werden, dass ein Hilfesuchender für Trauerbegleitung möglichst rasch eine kompetente Antwort bekommt und mit der Person Kontakt aufnehmen kann, die für diesen Bereich im Hospizdienst zuständig ist.

Eigentlich einfach und doch oft nicht befriedigend gelöst ist die Raumfrage bei Trauerangeboten in Hospizdiensten: Sowohl die Einzelberatung für Trauernde als auch Gruppenangebote erfordern Mindeststandards an räumlicher Ausstattung. Ein freundlicher, heller Raum, in dem ungestört Gespräche geführt werden können und der es erlaubt, »Trauerutensilien« (Raummitte, Kerzen, Bilder, ...) sowie kreative Möglichkeiten (evtl. auch Tänze und Bewegungsübungen) einzusetzen.

Es empfehlen sich Kooperationen mit anderen potenziellen Anbietern, um Trauerangebote auf eine breite örtliche Basis zu stellen, die Effizienz zu erhöhen oder in Hospizdiensten eine nicht vorhandene professionelle Hilfe anbieten zu können. Diese Anbieter würden zwar oft genug für sich selbst kein Trauerangebot machen, aber im Verbund mit einem Hospizdienst Möglichkeiten zur Erweiterung der eigenen Angebote und Veranstaltungen sehen. Je nach Einstellung und Prägung im Hospizdienst ergeben sich solche »Partner« für Kooperationen.

3.3 Angebotsformen

Erstgespräch
Jeglichem konkreten Trauerangebot sollte ein Beratungsgespräch zugrunde liegen, damit der trauernde Mensch seine Wünsche und Bedürfnisse äußern kann. Im Gespräch mit dem Trauerbegleiter kann der nächste Schritt konkretisiert werden.

Einzeltrauerberatung
Trauerberatungen sollten nur von qualifizierten Trauerbegleitern durchgeführt werden. Vielfach benötigen Trauernde ein- oder mehrmalige Beratungsgespräche, um für ihren eigenen, persönlichen Weg Struktur und Planung zu finden. Inhaltlich bleibt die Beratung beim Thema »Trauer«. Das Gespräch wird durch den Trauerbegleiter *geführt*. Es muss im Blick bleiben, dass Trauerberatung und Trauerbegleitung kein Ersatz für eine therapeutische Begleitung sein können. Ein geeigneter Raum für Einzelgespräche wird benötigt.

Einzeltrauerbegleitung
Im Rahmen einer Trauerbegleitung werden Menschen in ihrem Trauerprozess von hierfür geschulten ehrenamtlichen Trauer-

begleitern begleitet und unterstützt. Hierbei richtet sich das Augenmerk auf den Trauernden und seine individuelle Situation. Die Begleitung kann in Form eines Einzelgespräches verlaufen. Sie kann auch telefonisch geschehen oder z. B. als gemeinsamer Besuch am Grab des Verstorbenen auf dem Friedhof.

Die Begleitung eines Trauernden durch einen Ehrenamtlichen ist zeitlich befristet.

Damit Verquickungen zur eventuell vorhergegangenen Hospizbegleitung vermieden werden, soll die Trauerbegleitung auch dann von einer anderen Person übernommen werden, wenn der eingesetzte Hospizbegleiter ein qualifizierter Trauerbegleiter ist.

Es ist sinnvoll, den Verlauf der Trauerbegleitung zum Zwecke der Selbstreflexion und Qualitätssicherung zu dokumentieren. Auf diese Weise wird Dokumentationsmaterial für den Hospizdienst erstellt.

Trauercafé

Ein niederschwelliges Trauerangebot ist das Trauercafé, in dem sich Trauernde zum Austausch treffen können. Ein qualifizierter Trauerbegleiter sollte zu Beratungsgesprächen zur Verfügung stehen. Das Team für das Trauercafé kann aus qualifizierten oder zumindest geschulten Ehrenamtlichen bestehen.

Für dieses Angebot gibt es Variationsmöglichkeiten. Deshalb sollte vorab geklärt und definiert werden, was der Hospizdienst den Trauernden anbieten will. Überlegungen über die Gestaltung der Räumlichkeiten, den Zeitpunkt, das kulinarische und inhaltliche Angebot (ein Kurzvortrag, ein thematischer Anstoß, gemeinsamer Beginn oder die Menschen bestimmen innerhalb der Öffnungszeiten selbst, wann sie kommen und gehen möchten, ...) als auch über die Höhe der Kosten und eine Regelung der Kostenbeteiligung durch die Teilnehmer sind vorab wichtig.

31

Trauergruppe

Eine Trauergruppe braucht einen geschützten Rahmen. Der Ort und die Raumgestaltung müssen stimmig sein. Um die Offenheit der Teilnehmer zu ermöglichen, braucht es auch Schutz nach außen: keine persönlichen Informationen dürfen nach außen getragen werden.

Es muss geklärt werden, wie das Gruppenangebot aussehen soll:

1. Stellt der Hospizdienst seine Räumlichkeiten für *externe Trauer-Selbsthilfegruppen* zur Verfügung oder soll eine Trauergruppe unter der Leitung von Mitarbeitern der eigenen Institution angeboten werden?

2. Ist eine »*Offene Trauergruppe*« beabsichtigt, dann bleibt die Teilnahme ohne Anmeldung und ohne zeitliche Begrenzung. Wechselnde Mitarbeiter aus dem Trauerbegleiter-Team (mindestens zwei je Treffen!) sind für die Gruppentreffen zuständig. Sie brauchen eine hohe Flexibilität und professionelle Kompetenz, denn sie müssen sich den angesprochenen Themen der Teilnehmer widmen können und das Gruppengespräch führen. Feste Rituale erleichtern das Gruppengeschehen (Kerzen für Verstorbene anzünden, Text zu Beginn, Segenswunsch zum Schluss, Tee oder Wasser für alle Teilnehmer, ...)

3. Eine »*Begleitete Trauergruppe mit festem Teilnehmerkreis*« hat eine feste Leitung und eine Co-Leitung. In dieser Gruppe findet themenzentrierte Arbeit an der Trauer der Teilnehmenden statt. Es ist für die Gruppe wichtig, dass die angemeldeten Teilnehmer kontinuierlich anwesend sind. Die Trauergruppe hat einen vorgegebenen, zeitlich klar definierten Rahmen (z. B. acht zweistündige Treffen, 14-tägig, mit Kennenlern- und Abschlusstreffen). Die Gruppentreffen sind

vorstrukturiert und die Themen von den Leitenden sorgfältig vorbereitet. Im Idealfall trifft sich die Gruppe nach dem Ende der Trauergruppe in Eigenregie weiter.

Das Trauerbegleiter-Team muss sich über Standards, die für die Trauerarbeit im Hospizdienst gelten, verständigen:

* Welcher Zeitraum soll zwischen Verlust und Gruppenteilnahme liegen?
* Ist die Gruppe offen für Menschen mit unterschiedlichen Traueranlässen oder werden ausschließlich Menschen mit spezifischen Anlässen angesprochen (wie z. B. Partnerverlust, Verlust eines Kindes, Suizid, Trennung/Scheidung)?
* Soll es weitergehende und zusätzliche Angebote während der Trauergruppe und/oder danach geben?
* Wie wird die Dokumentation geführt?
* Darf sich ein Teilnehmer in einer späteren Trauergruppe erneut anmelden?
* Wie erfolgen Bekanntmachung und Öffentlichkeitsarbeit?
* Wie sieht die Organisation (Leitung und Co-Leitung, Ort, Termine und Gestaltung der Gruppenstunden, Anmeldung, Vorgespräch, Kostenverteilung, ...) konkret aus?

Nicht für alle Menschen sind Gesprächskreise die gewünschte und geeignete Form, um Unterstützung zu finden. Neben den genannten, oftmals schon etablierten Angeboten gibt es eine Vielzahl weiterer Angebote, um Trauernde zu begleiten. Hier können sie nur exemplarisch genannt werden und müssen ggf. im Einzelnen auf strukturelle, örtliche und räumliche Gegebenheiten, ihre Finanzierbarkeit und auf fachliche Leistbarkeit überprüft werden:

- Trauerwanderungen
- Kulturelle Unternehmungen für und mit Trauernden
- Einkehrtage für Trauernde
- Trauerreisen
- Kreative Angebote für Trauernde (z. B. Mal- oder Musiktherapie)
- Kochgruppen für Trauernde
- Informationsveranstaltungen zu Trauerthemen
- Trauerportale

Den Wünschen und Bedürfnissen der Trauernden entsprechend und unterstützt durch kreative Ideen der Begleiter lassen sich innovative Ansätze entwickeln und zum Wohle trauernder Menschen verwirklichen.

Im nächsten Kapitel wird auf die Besonderheiten bei der Begleitung von trauernden Kindern und Jugendlichen eingegangen. Auch hier muss ein Angebot des Hospizdienstes gut überlegt sein:

- Für welche Altersgruppe und für welche Art von Verlust soll das Angebot konzipiert werden?
- Soll es Einzel- und/oder Gruppenangebote geben?
- Trauerbegleitungen von Kindern und Jugendlichen können nie für sich alleine betrachtet, sondern müssen immer im Familienkontext gesehen werden.
- Hospizmitarbeiter brauchen eine spezielle Schulung!

3.4   Organisation

- Stehen dem Hospizdienst oder der Institution personelle und fachliche Ressourcen zur Verfügung oder müssen Hospizbegleiter und/oder Trauerbegleiter akquiriert und geschult werden?
- Ist es überhaupt möglich, z. B. Trauercafés innerhalb der Hospizräume einzurichten, oder müssen dafür separate Räumlichkeiten gesucht oder sogar angemietet werden?
- Trauerbegleitung bedarf finanzieller Ressourcen. Es müssen im Hospizdienst Überlegungen angestellt werden, wie die Finanzierung des Angebotes gesichert werden kann.
- Hospizmitarbeiter brauchen für die verantwortliche Wahrnehmung der übernommenen Aufgabe in der Trauerarbeit eine Trauerbegleiter-Schulung bzw. -Qualifizierung.
- Die Organisationsstruktur des Hospizdienstes ist dabei im Blick zu behalten und eventuell entsprechend weiterzuentwickeln.

3.5   Finanzierung

Mit Blick auf Trauerangebote, die von Hospizdiensten verantwortet werden, ergeben sich für die Finanzierung analoge Möglichkeiten wie für die Finanzierung der Hospizarbeit. Der ehrenamtlich geleisteten Hospiz- und Trauerarbeit ist gemeinsam, dass sie auf Spenden, Mitgliedsbeiträge, Stiftungen und Zuschüsse angewiesen sind. Weitere regionale Fördermöglichkeiten für Trauerarbeit in Hospizdiensten sind im Einzelfall zu prüfen.

1. Kostenfreie Angebote
   - Viele Trauerangebote sind für die Hilfesuchenden kostenfrei.
   - Manche Trauerangebote sind zwar kostenfrei, werden aber mit einem freiwilligen Spendenbeitrag durch die Trauernden verbunden, der dann als solcher vom Hospizdienst verbucht wird.
2. Kostenpflichtige Angebote
   - Wenn der Trauerbegleiter die Leistung nicht ehrenamtlich, sondern auf Honorarbasis im Hospizdienst erbringt, stellt sich die Frage nach Spenden.
   - Bietet ein Hospizdienst Trauerbegleitung mit festgesetzten Gebühren an, die von Betroffenen zu entrichten sind, ist zu unterscheiden,
   - ob der Hospizdienst als Dienstleister auftritt und Einnahmen aus Dienstleistungen verbucht (was sich bei einem vereinsgeführten Hospizdienst anders beantwortet als bei einem Hospizdienst innerhalb eines Verbands) oder
   - ob ein Trauerbegleiter auf freiberuflicher Basis die Einnahmen erhebt.
   - Die Einbindung eines Steuerberaters wird die nötige Klarheit schaffen!

Insgesamt scheint es zum gegenwärtigen Zeitpunkt noch keine befriedigende Finanzierung der Trauerarbeit zu geben, was auch einer wünschenswerten Professionalisierung im Wege steht. Die alte Formel »Betroffene sind die besten Trauerbegleiter« gilt nur in sehr eingeschränkter Weise. Es braucht, gerade weil mehr und mehr Menschen mit spezifischer oder erschwerter Trauer Unterstützung und Hilfe suchen, professionelle Angebote von Trauerbegleitern, die entsprechend gut geschult bzw. qualifiziert sind und auf einer soliden finanziellen Basis arbeiten können.

3.6 Regionale Vernetzung

Angebote für Trauernde sollten im regionalen Kontext gesehen werden und sich durch Kooperationen mit vorhandenen Ressourcen und durch ein nicht-konkurrierendes Verhalten untereinander auszeichnen. Betroffenen kann es zum Vorteil werden, wenn Trauerbegleiter nicht nur innerhalb der Anbieter von Trauerangeboten vernetzt sind. Als Teil eines Hospiz- und Palliativversorgungsnetzwerkes (vgl. Rösch 2016) profitieren Betroffene von einer guten Vernetzung der Trauerbegleiter mit anderen Begleitern und Versorgern. Mögliche Kooperations- und Netzwerkpartner könnten sein:

* Trauer- und Selbsthilfegruppen der Region
* Benachbarte Hospizdienste
* Kontaktstellen für Selbsthilfegruppen
* Kirchengemeinden/Pfarrer/Pfarrämter
* Krankenhausseelsorge
* Ärzte vor Ort
* Beratungsstellen
* Pflegedienste
* Pflegeheime
* Bestattungsunternehmen
* Kliniken (u. a. Palliativstation)
* Schulen
* Jugendämter
* Sozialbeauftragte in großen Firmen
* Seniorenbüros
* Polizei
* Notfallseelsorge

Bestehende Angebote sollten kontaktiert, gegebenenfalls genutzt und weiterempfohlen werden. Vernetzungen und Kooperationen einzugehen und dadurch auch Wissen und Erfahrungen zu nutzen ist vorrangiges Ziel. Vorhandene Betreuungslücken sollten mit gezielten Angeboten geschlossen werden.

4 Kinder und Jugendliche in der Trauer begleiten

Esther Fischinger

Trauer stellt eine besondere Herausforderung in einer ganzen Reihe von Entwicklungsaufgaben im biografischen Prozess dar. Es ist hilfreich, sich die alltäglichen Begegnungen mit passageren und endgültigen Verlusten zu vergegenwärtigen, denen Kinder und Jugendliche bereits im Vorfeld der Begegnung mit dem Tod ausgesetzt sind.

Tatsächlich machen Menschen von Geburt an Trennungserfahrungen im ganz konkreten Sinne, erleben Anwesenheit und lernen, Abwesenheit von Bindungspersonen zu ertragen, verabschieden narzisstische Phantasien und idealisierte Elternbilder, durchlaufen Entwicklungsphasen und lösen sich daraus, um weiter an neuen Zielen zu reifen. Menschen gewinnen und verlieren

Freundschaften, Haustiere versterben und müssen beerdigt, Veränderungen des Lebensmittelpunkts durch elterliche Trennung oder Umzüge der Familie bewältigt werden. Der Alltag beinhaltet für Kinder ein stetes »Übungsplateau« im Abschiednehmen. Die skizzierten Bruchstellen in der kindlichen Biografie nähren die Auseinandersetzung mit Unvollkommenheit, Verletzbarkeit und Wandel und stellen so erste Vorerfahrungen der eigenen Endlichkeit dar. Vorverwundungen durch bereits erlittene Verluste erzeugen natürlich »Vulnerabilitäten«, bahnen aber auch flexiblen und kreativen Überlebensstrategien den Weg.

Protektiv ist Teilhabe an der Gemeinschaft

Der Mythos von der Kindheit als einem Kontinuum des Unangefochtenen außerhalb von Zeit und Raum gründet historisch betrachtet auf einem neuen individuenzentrierten Selbstverständnis der bürgerlich-wohlhabenden Epoche und lässt sich letztlich unschwer als eine (gesamtgesellschaftliche) Projektion des durch Sterblichkeit kränkbaren Bewusstseins verstehen. Das Argument, Kinder vor der harten Realität schützen zu wollen, dient oft eher der Abwehr von Verunsicherung, Überforderung und Ängsten von Erwachsenen. Die Befähigung von Kindern, mit (Lebens-)Veränderungen umzugehen, wächst mit reifen erwachsenen Vorbildern und deren eigenen Bewältigungsstrategien im Umgang mit existenziellen Krisen; sie wächst auch mit unserer Aufmerksamkeit für die *kindliche Resilienz* und unserem Zutrauen in deren Selbstschutz- bzw. Selbsthilfemaßnahmen. In jedem Kind schlummert ein tiefes Wissen um die Vorgänge des Lebens und des Todes – und wir sollten uns zutrauen, uns bei der Auswahl der stützenden Angebote von den Kindern leiten zu lassen, damit sie ihre eigenen Seelenheilkräfte entfalten können.

Damit die spezifische Qualität einer (auch den Tod überdauernden) liebevollen Beziehung, die im Kind angelegt ist, erhalten bleibt und wichtige Aspekte der versterbenden oder bereits verstorbenen Person als *stabile innerseelische Repräsentanz* das Selbst des Kindes weiterhin stärken können, benötigt es eine entsprechende Vorbereitung und geleitete Auseinandersetzung mit dem bevorstehenden Abschied. Es hilft Kindern nicht, wenn versucht wird, die Schwere einer Erkrankung und gar den bevorstehenden Tod eines Angehörigen geheim zu halten; dies entpuppt sich eher als zusätzliche Belastung – denn im Unausgesprochenen blühen meist die qualvollsten Phantasien! Ob Kinder jemanden finden, der sie (an ihrem Bedarf orientiert) in die Arme nimmt oder eben still das »Nicht-Aushaltbare« mit aushält, ihr Verstummen erträgt oder das, was sie herausschluchzen, ohne Kommentar an- und aufnimmt, ist weitaus bedeutsamer als »substituierende Tröstung« oder »rationalisierende Erklärung«.

Kinder und Jugendliche haben Anspruch auf eine *altersentsprechende Teilhabe an den Ereignissen* in ihrer nächsten Umgebung. Sie haben ein Recht auf das ihnen zuträgliche und hilfreiche Maß an Information. Sie dürfen vom Erleben ihrer Umgebung nicht ausgeschlossen werden und benötigen, wie die Erwachsenen auch, wiederholte Abschiedsrituale. Mit Kindern über die Folgen einschneidender Veränderungen zu sprechen, ist für alle Betroffenen wichtig. Erwachsene beugen irrationalen Befürchtungen und Schuldgefühlen vor, indem sie direkt oder indirekt gezeigte kindliche Verlassenheitsängste aufgreifen. Entgegen der landläufigen Meinung, es belaste Kinder, wenn Bezugspersonen über ihre eigene große Trauer sprechen und diese zum Ausdruck bringen, zeigen sich die seelischen Schutzmechanismen der Kinder meist als ausreichend stabil, um sich in einem Moment gemeinschaftlichen Trauererlebens »dazuzuweinen« oder sich in einem sie überfordernden Augenblick durch eine funktionierende Abwehrstrategie unmissverständlich zu entziehen. Eine vorübergehend not-wendige (die Not wendende)

Vermeidungshaltung sollte aber keine Zweifel aufkommen lassen an einer *grundsätzlichen Befähigung* des Kindes, sich mit den Themen von Verlust, Sterben und Tod in einem andauernden wechselseitigen interaktiven Prozess auseinanderzusetzen. Wie bei einer Perlenkette reihen sich die einzelnen, in gemeinsamer Anstrengung verbrachten Versuche, sich dem Unbegreiflichen zu nähern, aneinander und bereichern beide Seiten.

Die Paradoxie liegt wohl darin, dass Erwachsene lernen müssen, sich weniger instruierend als vielmehr zuhörend und beobachtend zu verhalten, wollen sie Kinder und Jugendliche während eines drohenden oder nach einem bereits erlittenen Verlust einer Bindungsperson unterstützen.

> Kinder besitzen entwicklungsentsprechende Vorstellungen davon, was für sie selbst und die sie unterstützenden Erwachsenen hilfreich ist. Sie sind darüber hinaus sogar gute Ratgeber für ihre Umgebung. Sie verfügen über ein intuitives Wissen und bieten den Erwachsenen ihre eigenen Erklärungsmodelle an.

Bindungsaspekte

Worden beschreibt die Faktoren, die bei Verlust einer primären Bindungsperson wesentlich Einfluss nehmen, wie folgt (Worden 2010):

- Art der Bindung (Ist sie sicher, unsicher-vermeidend, unsicher-ambivalent oder desorientiert bzw. sogar desorganisiert?)
- Stärke der Bindung (Wie ausgeprägt und nachhaltig ist sie?)
- Art und Umstände des Todes (direkte oder indirekte Betroffenheit, dramatische Bilder, Erfahrungen von Hilflosigkeit, eigene Gefährdung)

- Vorangehende Verlusterfahrungen (frühere, möglicherweise traumatische Ereignisse)
- Elterliches Modellverhalten (Trauervorbilder, familiäres Krisenmanagement)

Dem Verlustschmerz der betroffenen Kinder und Jugendlichen zu begegnen fordert die Erwachsenen in ihrem Selbstbild des Beschützers heraus und erfordert eine reflektierte Verortung eigener Überzeugungen. Fundamentale Gefühle der Verzweiflung oder Wut konfrontieren sie mit Kontrollverlust, Kränkung und Angst vor der eigenen Schwäche. Traueranworten von Kindern und Jugendlichen können gewaltig verunsichern: Ein oberflächliches »Unberührtsein« (»Meine Tochter/mein Sohn scheint den Vater gar nicht zu vermissen, sie/er weint nie«) oder sogenannte »externalisierende«, in den Begegnungsraum gerichtete Verhaltensstörungen (z. B. Affektdurchbrüche, aggressive Übergriffe im Pausenhof) bieten Anlass zu Irritationen. Hier spielen Austausch und Vernetzung, Absprache und gegenseitige Entlastung der beteiligten Fachkräfte und ehrenamtlichen Begleiter untereinander sowie auch mit den Angehörigen die entscheidende Rolle.

Die bekannten vier Entwicklungsaufgaben (die Realität des Verlustes anerkennen, die Erfahrung durchschmerzen, sich sukzessive wieder an eine Welt ohne den Verstorbenen annähern und dennoch eine dauerhafte Verbindung zum verstorbenen Angehörigen finden; vgl. Worden 1996) akzentuiert Roland Kachler: »*Der Tote ist und bleibt ein ›bedeutsamer Anderer‹ und wird zum integralen Bestandteil einer veränderten Identität* des Einzelnen und der Vielen um ihn Trauernden« (Kachler 2010, S. 45 f.).

Die Stabilisierung des Kindes im gewohnten sozialen und kulturellen Umfeld zu unterstützen hat Vorrang. Dazu gehört für

43

professionelle Begleiter, anamnestisch zu erfragen, welche Personen für das Kind wichtig sind (erweiterte Verwandtschaft, Paten, Freunde, Nachbarn, Lehrer, Trainer etc.). Als kompetenter Ansprechpartner einen Hintergrunddienst anzubieten bedeutet oftmals, *aus der zweiten Reihe heraus zu agieren*, d. h. die unmittelbaren Bezugspersonen in ihrem persönlichen Kontaktangebot an die betroffenen Kinder ermutigend anzuleiten, Informationen bereitzustellen, neue Fäden zu knüpfen oder bestehende Fäden innerhalb eines vorhandenen (regionalen) Begleitungsnetzwerkes zusammenzuführen. Hans Goldbrunner hat es auf den Punkt gebracht:

>»Es geht nicht darum, bestimmte Teile der Trauer [...], etwa den intensiven Schmerz auszuleben, sondern die unterschiedlichen Arten der Trauer der einzelnen Teile eines sozialen Systems miteinander in Interaktion treten zu lassen [...], um den interpersonalen Austausch wieder zum Fließen zu bringen« (Goldbrunner 1996, S. 155).

Den jeweiligen Bemühungen übergeordnet ist das Wissen um die hohe Schutzwürdigkeit der sich im Umbruch befindlichen Familienidentität. Alle Einzelaktivitäten sind in ihrer Wirkung und Auswirkung auf das Gesamtgefüge Familie zu bedenken. Für eine respektvolle und wechselseitig offene Kommunikation mit den Familien plädierten bereits Romer und Haagen mit ihrem Begriff der »dialogischen Psychoedukation« (Romer und Haagen 2007, S. 90), was einem zirkulären wertschätzenden Informationsfluss zwischen Beratern und Betroffenen entspricht.

>»Der Abschied von einer Bindungsperson begleitet uns lebenslänglich, die damit verbundenen Erfahrungen manifestieren sich immer wieder neu in Übergangsphasen und Schwellensituationen und werden jedesmal auf verändertem

Niveau der Integration zugeführt. Für seine Traueraufgabe braucht das Kind die Hilfe von schwingungsfähigen Erwachsenen. Erst wenn es sich ausreichend gesichert fühlt, kann es damit beginnen« (Fischinger 2014a, S. 451).

4.1 Entwicklungspsychologische Grundlagen

Kinder haben ein entwicklungsgebundenes Verständnis für die Vorgänge des Lebens und eine oft erstaunlich pragmatische Einstellung zu Sterben und Tod. Kognitive Voraussetzungen, emotionale Reife, kulturelle (religiöse) Einbindung und frühe Konfrontation bestimmen die Art der kindlichen Auseinandersetzung.

Leben und Tod gehören für die menschliche Wahrnehmung untrennbar zusammen. Nur wenn ich etwas über das Leben weiß, kann ich auch den Tod erkennen, oder in Khalil Gibrans Worten: »Wenn ihr wirklich den Geist des Todes betrachten wollt, öffnet euer Herz weit dem Leben« (Gibran 1983, S. 146). Alles Verstehen von uns selbst, vom Anderen und von der Welt entwickelt sich kontinuierlich, beginnend mit sensomotorischen Prozessen der (körperlichen) Selbsterfahrung, der egozentrierten (magischen) Weltsicht, über das anschaulich konkret (naturalistisch) Begreifbare hin zu abstrakten (metphysischen) Überlegungen.

Grundsätzlich entwickeln sich die einzelnen Subkonzepte über den Tod (Kausalität = Nicht-Funktionalität des Körpers durch das Ende aller biologischen Prozesse/Universalität/Irreversibilität/Unausweichlichkeit) unterschiedlich schnell, jedoch

45

keineswegs linear und differenzieren sich über die verschiedenen Altersstufen in mehreren, eher einer Spirale ähnelnden Lernvorgängen zu einem Gesamtkonzept.

Lebens- und Todeskonzept-Entstehung als Teil der Bewusstseinsentwicklung

Im 20. Jahrhundert fokussierte die Entwicklungspsychologie kognitive Fähigkeiten von Kindern und beschrieb altersgebundene Verständnisoptionen. Diese strengen Altersklassifikationen werden heute kaum mehr als tragfähig empfunden. Ein kontextunabhängiges und individuelle Vorerfahrungen nicht ausreichend berücksichtigendes Todeskonzept ist nicht länger vertretbar. Die Vorstellungen von Sterben und Tod in den verschiedenen Entwicklungsstufen müssen deshalb unter dem Gesichtspunkt der Einflüsse von tatsächlichen Erfahrungswelten im individuellen Transfer gelesen werden. Kindern und Jugendlichen steht in Zeiten des World Wide Web enormes Hintergrundwissen zur Verfügung.»Stellvertreter«-Erfahrungen und virtuelle Begegnungen mit dem Thema Leben und Tod bieten sich in einer immer zugangsoffeneren medialen Welt ständig. Letztere – sie bedienen oft narzisstische Mythen und Unsterblichkeitsphantasien – qualifizieren jedoch keineswegs für eine reale Begegnung mit der Endlichkeit allen Lebens.

Bereits *intrauterines Leben* hat – übersetzt durch Stressregulationsbemühungen des mütterlichen Stoffwechsels – unabwendbaren Anteil an den Trauerreaktionen seiner Eltern. Eine Prägung für ihre Individuation und Auswirkung auf das eigene Leben wird von vielen Menschen und in vielen Studien zur transgenerationalen Weitergabe von belastenden Ereignissen beschrieben.

Im *Säuglingsalter* wird die unmittelbar und körperlich empfundene Nichtanwesenheit als Bedrohung des eigenen Lebens verspürt. Hält die Trennung von der Bezugsperson an, weigern sich Kinder in diesem frühen Alter vielleicht zu essen, hören auf zu wachsen oder ziehen sich aus dem wichtigen Dialog mit ihrer Umwelt zurück. Zu sehen ist eine physiologische Trauerreaktion von elementarer Bedeutung.

Im *Kleinkindalter* ist der Tod immer noch eine »Abwesenheit auf Zeit«. Reale und phantasierte Welt sind eng miteinander verflochten, Wunsch und Wirklichkeit bedingen sich wechselseitig. Da die eigene Macht als unbegrenzt eingeschätzt wird, können magische Selbstüberschätzungen schuldbehaftete Vorstellungen über die Ursache von Krankheit und Tod erzeugen. Das Kind verknüpft das in der Realität von ihm natürlich unbeeinflussbare Ereignis mit seiner internalen Kontrollüberzeugung, wertet die eigenen Gedanken und Gefühle (»ich wollte, mein Bruder wäre weg«) möglicherweise als auslösend.

Dies gilt ebenso für die gesamte Dauer des *Vorschulalters*. In diesem Lebensabschnitt lässt die Idee von fließenden Übergängen den Tod eher als Existenzspielart des Lebens erscheinen. Der Verlust ist längst nicht mehr nur Ahnung. Er kann aber aufgrund der Tragweite des zu Erkennenden nicht dauerhaft akzeptiert werden. Kinder sprechen über die Tatsache des Todes von Bezugspersonen und sorgen sich gleichzeitig um Bedingungen für deren Wiederkehr. Sie decken den Tisch für den Verstorbenen und bringen wärmende Kleidung oder Getränke ans Grab.

Das große Bedürfnis nach Informationen über Details der gegenständlichen Welt hilft im *Grundschulalter*, unabänderliche Fakten anzuerkennen. Der Wunsch nach ausführlichen und ehrlichen Erklärungen bei der Suche nach der Wahrheit ist bemerkenswert. Kinder beschäftigt die Frage, was es mit den Verwesungsprozessen auf sich hat. Tote Tiere werden rituell beerdigt, später wird der Kadaver ausgegraben und genauestens beobachtet, wo gestattet, auch untersucht. Erste Vorerfahrungen mit Abschied und Verlust ermöglichen die Einordnung ins bereits erweiterte kognitive Bezugssystem des Kindes. Das Verständnis für die Unausweichlichkeit und Unumkehrbarkeit des Vorganges reift. Die Konsequenzen dieses Erkenntnisgewinnes (eigene Sterblichkeit) müssen oft noch abgewehrt werden. Je weniger die mögliche eigene Betroffenheit vom älteren Schulkind geleugnet werden kann und umso stärker angstbesetzt dies ist, desto eher wird sich das Kind in der Phantasie mit Vermeidungsstrategien beschäftigen, zum Beispiel einen Verursacher des Verlustes identifizieren und in dessen Rolle schlüpfen, um eine aggressive Auseinandersetzung mit dem Thema zu inszenieren. Spiele und Zeichnungen mit Personifizierungen des Starken, Kämpferischen, Unbesiegbaren dienen zur Auseinandersetzung mit der überwältigenden Erkenntnis.

Exkurs: Oft stellen sich Erwachsene die Frage, ob kleine Kinder nicht damit überfordert sind, an einer Beerdigung teilzunehmen. Grundsätzlich ist es möglich und auch meistens sinnvoll (jedoch keineswegs verpflichtend!), Kindern jeden Alters anzubieten, an Abschiedszeremonien teilzunehmen. Werden sie zu den haltgebenden gemeinschaftlichen Zeremonien mitgenommen, sammeln sie konkrete Erfahrungen, welche ihnen bei der Auseinandersetzung mit der Endgültigkeit und Irreversibilität des Todes behilflich sind. Es sind Trittsteine auf dem Weg in ein Leben, das ihnen noch viele Abschiede zumuten wird. Voraussetzung ist allerdings, dass die zu erwartenden Abläufe vorbesprochen werden, ein Erwachsener sich für das Kind verantwortlich und zuständig fühlt, ihm in der hochemotionalen Situation ein verlässlicher Anker zu sein. Dies impliziert die Möglichkeit des (zeitweisen) Rückzugs in ein geschütztes Ambiente und die am besten mit dem Bestattungsunternehmen abgestimmte Option, das Bewe-

| gungs- und Aktionsbedürfnis von Kindern in Rituale vor Ort
| einzubinden.

Bei ausreichender emotionaler Stabilität ist in der *Vorpubertät* eine sachliche Annäherung an den Tod als tatsächliches Ende des Lebens möglich. In der Regel ist nun das intellektuelle Konstrukt vom Tod ausgereift und den Verständnismöglichkeiten Erwachsener vergleichbar.

Besonders konfliktträchtig ist das Verlusterleben für *Jugendliche*. Aufgrund ihrer Umbruchssituation sind sie hochvulnerabel. Ihre (sexuelle) Identitätsentwicklung ist erheblich an die libidinöse Besetzung des eigenen Körpers gebunden, der Umgang mit Krankheit und Tod, die das physische Erscheinungsbild beeinträchtigen, gar verstümmeln, ist äußerst schwierig. Gleichzeitig gehören Todessehnsüchte, die Wünsche nach Wahrnehmungsgrenzen sprengender Bewusstseinserweiterung (auch durch Drogen) zum Initiationsweg. Darüber hinaus setzt mitten in ihrem Ablösungsprozess eine zur gewünschten Autonomie gegenläufige (antizyklische) Bewegung ein, sobald Trennungserlebnisse eigenes (angstreduzierendes) Bindungsbestreben aktualisieren und das familiäre Bezugssystem mit einem erhöhten Anspruch auf Präsenz und Zusammenhalt (Kohäsion) reagiert. Jugendliche nehmen Abschied im Spannungsbogen zwischen Verselbstständigungswünschen und Zugehörigkeitssehnsüchten. Ihnen ist der Erfahrungsaustausch in der Peergroup und mithilfe ihrer alterstypischen Medien oft eine wichtige Ergänzung zu den Gesprächen zu Hause. Eine Homepage, die nach dem Verlust der Freundin durch einen Verkehrsunfall zum virtuellen Gästebuch wird und über Wochen der Clique als Plattform dient, um Wertschätzungen zu posten und einander zu trösten, ist ein Beispiel dafür. Jugendliche suchen mitunter die Abgrenzung zur Konvention, sie greifen zu ungewöhnlichen

(Fotodokumentation der leeren Wohnung), oft schmerzhaften Mitteln (manchmal selbstgefährdende und selbstverletzende Wege), um gegen den Trend der raschen Rückkehr zu Alltag und Normalität zu protestieren. Sie entdecken aber auch kreative, restituierende Methoden, um tragische Verluste zu begreifen (Teilnahme an einer Schreibwerkstatt, Führen von Traumtagebüchern, Gestalten einer Korrespondenzschatulle zur Aufbewahrung der Briefe an den Verstorbenen). Trauererfahrungen in diesem Alter können einschneidend den Lebensweg verändern (Schulabbruch, das Entstehen neuer Berufswünsche).

Adoleszente und junge Erwachsene, die gerade mit der Umsetzung eigener Lebenskonzepte befasst sind, erleben Abschiede nicht weniger bedrohlich und oft sehr schmerzhaft. Verstirbt zum Beispiel das geschlechtsidente Elternteil, ist der junge Mensch seines emotionalen Rückhalts, aber auch eines in dieser Phase unentbehrlichen Modells beraubt. Sind bereits eigene Kinder unterwegs oder erst seit Kurzem auf der Welt, kollidiert die Inanspruchnahme durch die Begleitung des werdenden Lebens mit den Prozessen der Verarbeitung von sich zeitparallel ereignenden Verlusten. Das Empfinden, keiner Seite voll entsprechen zu können und sich an zumindest einer der beiden Generationen unwiderruflich schuldig zu machen, kann die Zerreißprobe begleiten.

Die beschriebenen Erkenntnisphasen und ihre Bedeutung für die emotionale und soziale Auseinandersetzung mit dem Tod sind in ausführlicher Form in der Literatur (Haagen und Möller 2013, S. 22 ff.) nachzulesen.

Die Vorstellungen, die sich ein Mensch vom Tod macht, sind nicht statisch. Auch wenn wir lernen, bestimmte allgemeingültige Tatsachen anzuerkennen, muss unser Konzept vom

Leben und vom Tod dennoch flexibel genug bleiben, um lebenslang erweitert werden zu können. Jede neue Konfrontation mit Verlusten verändert die persönliche Auseinandersetzung mit diesem Thema und beschleunigt reife Verständnisprozesse.

Verschlüsselte Botschaften

Trauernde Kinder senden viele *nichtsprachliche Signale*. Ihre Mitteilungen an die Erwachsenen verdichten sie oft in symbolischer Form. Ihre Bilder, Bastel- und Tonarbeiten, ihre Geschenke – mit anderen Worten die Werkschau aller gesammelten projektiven Tätigkeiten – dürfen wir als das besondere methodische Rüstzeug ihrer intensiven Auseinandersetzung mit den Ereignissen und als Kommunikationsangebot begreifen. Ihren Spielen, ihren kreativen Äußerungen und ihrem unmittelbaren Verhalten sollte in dieser Zeit besondere Aufmerksamkeit gewidmet werden.

Belastungszeichen von Kindern treten oft zeitlich versetzt auf – wenn die Bezugspersonen im Familiensystem bereits damit begonnen haben, sich zu stabilisieren. Alleinerziehende Elternteile oder trauernde Großeltern werden von den Kindern so vorübergehend aktiv gestützt (familiäre Homöostase im Bild eines Mobiles). Dies ist natürlich per se betrachtet eine Selbstüberforderung, ist andererseits jedoch immer auch eine systemisch sinnvolle »Überlebensstrategie« als Teil einer Trauergemeinschaft.

Keinesfalls muss eine auffällige Verlustreaktion, zu der auch heftige Emotionen oder ein gänzlich unerwarteter Trauerausdruck gehören können, immer (psycho-)therapeutisch aufgefangen werden. Kindertherapeutische/kinderpsychiatrische Hilfe ist jedoch dann angezeigt, wenn Entwicklungsrückschritte oder erhebliche Verhaltensänderungen über mehrere Monate hinweg persistieren. Die weitere Abgrenzung von Trauer und Trauma sowie Trauer und Depression ist wichtig und in der Literatur nachzulesen (Rechenberg-Winter und Fischinger 2010, S. 42 ff. u. 83 ff.).

Ein Erfahrungswert aus der Praxis ist, dass nur wenige Kinder, die ohne Vorbelastungen sind und in der Sterbephase eines Angehörigen achtsam begleitet wurden, im späteren Verlauf für eine längerfristige therapeutische Maßnahme vorstellig werden. Meist ist es ratsam, trauernden Erwachsenen wie Kindern in geduldiger Präsenz ausreichend Zeit zu geben, um die einschneidenden Veränderungen im wahrsten Sinne des Wortes auch zu »verstoffwechseln«. Onnasch formuliert es so:

»Nach dem Tod eines nahen Menschen bedarf es einer Veränderung von den bisher funktionierenden Vernetzungen, die auf diese Menschen eingestellt waren. In cortikalen Karten, die jeweils für bestimmte Weisen des Körperempfindens, des Sehens, des Hörens u. a. zuständig sind, müssen sich andere Muster herausbilden, die der neuen Situation entsprechen. [...] Dieser Zeitraum spielt bei Trauerprozessen eine wichtige Rolle« (Onnasch 2009, S. 40).

Festzuhalten ist: Auffälligkeiten jedweder Art sind in erster Linie eine adäquate Reaktion auf ein inadäquates Ereignis (Verlust einer Bindungsperson). Verhaltensänderungen markieren die Zäsur zwischen »vorher« und »nachher«; sie zeigen konsequent die Infragestellung unserer vermeintlichen Sicherheiten auf und bereiten eine neu zu findende Balance in einem radikal erschütterten Beziehungsmobile vor.

Besonderheiten der Geschwistertrauer

Geschwisterkinder verlieren mehrfach: Verlieren Kinder und
Jugendliche nicht eine erwachsene Bindungsperson, sondern
Bruder oder Schwester, so gibt es einige spezifische Trauer-
merkmale:

- Ihre Sicht auf die Welt ändert sich dramatisch (Verlust der
  »Unschuld«)
- Ihr Selbstverständnis ist großer Irritation ausgesetzt (Identi-
  tätsthemen)
- Die Aufmerksamkeit ihrer Bindungspersonen verändert/ver-
  mindert sich durch die Betroffenheit der Eltern/Großeltern
  (eigene Trauer)
- Ihre Geschwisterposition ändert sich (plötzlich in der Rolle
  des »Ältesten«)
- Sie haben ihren persönlichen Verlust (des Beschützers, der
  Spielkameradin etc.) zu verarbeiten

Viele Geschwisterkinder »schützen« ihre Eltern vor der eigenen
Trauer, ziehen sich zurück und plagen sich unerkannt mit
Selbstvorwürfen und Schuldgefühlen herum. Manchmal sehen
wir stark angepasstes Verhalten und die Tendenz zu sogenann-
tem sozial erwünschten Verhalten oder es tritt eine forcierte
Leistungsorientierung im Sinne einer »Wiedergutmachungs-
Bemühung« auf. Natürlich gibt es auch Überidentifikation mit
dem verstorbenen Geschwister, sodass als »Stellvertreter« agiert
wird, z.B. dessen »Eigenschaften« imitiert werden, auch, um
den geliebten Eltern den Verlust erträglicher zu machen und
selbst stärker wahrgenommen zu werden (vgl. Fischinger 2014a,
S. 445 ff.).

Manche Geschwister erlauben sich erst spät den Blick zurück
auf ein Erwachsenwerden ausgerichtet am »Überlebensmodus«
der Familie. Das Eigentlich-Eigene wiederzufinden oder akzen-

53

tuieren zu dürfen, Abgrenzung und Autonomie als legitime Entwicklungsaufgaben zu erspüren, ist oft eine andauernde Herausforderung in biografischer Arbeit.

> Körperliche Symptome, Leistungseinbrüche, aber eben auch besonders betonte »Normalität« können mögliche Indikatoren für das verborgene Leid der überlebenden Geschwister sein.

4.2 Risiken für Komplikationen im natürlichen Trauerprozess

Sorgfalt erfordert die Einordung von Hinweisen auf potenziell traumatisch wirkende oder entwicklungspsychologisch vulnerabilisierende Umstände eines Verlustes. Allgemein ist besondere Achtsamkeit notwendig bei:

* plötzlichen, unvorhergesehenen Katastrophen wie z. B. Unfällen mit Todesfolge, Suizid etc. (Traumaqualität des Verlustereignisses). Hier erhöht sich das Risiko für erschwerte Trauerreaktionen erheblich.

* mehrfachen, besonders frühen Vorbelastungen (kumulativen Ereignissen). Diese wirken verstärkend; eventuelle »Re-Traumatisierungen« sind zu beachten.

* Bezugspersonen, die (aufgrund des aktuellen eigenen, vielleicht durch Depression verkomplizierten Trauererlebens) bei der Wahrnehmung der kindlichen Bedürfnisse gehandicapt sind.

* Kindern und Jugendlichen, die ein eigeschränktes bzw. unzureichendes »soziales Netz« besitzen, da alternative Bindungsangebote fehlen.
* Kindern und Jugendlichen aus Familien, die ein sog. »geschlossenes System« (wenig Außenkontakte) bilden, die wenig Möglichkeit zur »offenen« und »direkten« Kommunikation (Vielzahl von Tabu-Themen) haben und ein ausgeprägtes Rückzugsverhalten zeigen.
* Kindern im Vorschul- und frühen Grundschulalter, da diese dazu neigen, sich für die tragischen Ereignisse in ihrem Umfeld die Verantwortung (Schuld) zuzuschreiben (ist auch noch bei Älteren möglich!).
* Präpubertät/Pubertät und wenn gleichgeschlechtliche Elternteile sterben, da das Hineinwachsen in die geschlechtsspezifische Identität erschwert wird.
* Jugendlichen, die sich oft prinzipiell schwer tun, ihren Gefühlen von Betroffenheit, Angst und Wut Ausdruck zu verleihen, und die sich oftmals überfordern in ihren Wünschen nach Unauffälligkeit und größtmöglicher Normalität, um den Kriterien der Peergroup zu entsprechen. Außerdem geraten sie notwendigerweise in Konflikt zwischen Ablösung von der Familie und einer (erwarteten oder selbstauferlegten) Wiederannäherung.
* übermäßiger Beschäftigung mit »virtuellen Realitäten« statt begleiteter Lebenserfahrung im Umgang mit dem Tod.

Erleben Begleiter oder berichten Angehörige und Bezugspersonen, dass »der Kontakt abreißt« oder Kinder bzw. Jugendliche »nicht mehr erreichbar« seien, ist erhöhte Wachsamkeit erforderlich und sollte eine genaue Beobachtung der Entwicklung erfolgen. Die Sorge um das jeweilige Kind oder den

Jugendlichen darf deutlich geäußert und auch dem Betroffenen gegenüber offen mitgeteilt werden. Eine Vernetzung mit Fachkräften kann hier hilfreich sein.

Zeremonien strukturieren und Rituale stärken

Abschiede benötigen Rahmung. Religiöse oder kulturelle Zeremonien sind in ihrer festgelegten Form haltgebende Prozessierung für die »aus der Zeit Gefallenen«. Der Kreis der Trauernden erhält ein gesellschaftliches Echo durch Teilnahme und Teilhabe.

Rituale fokussieren Zusammengehörigkeit und helfen, den »inneren Raum« zu definieren. In Zeiten der Trauer können Familienfeste genutzt werden zur Stärkung der Kohäsion (Familienzusammengehörigkeit). So wird beispielsweise eine Glaskugel-Sammlung der Mutter am Weihnachtsbaum jährlich ergänzt; am Geburtstag von Enkelsohn oder Enkeltochter kann im Sinne des Großvaters quasi als Vermächtnis der »Schleich«-Figuren-Zoo um ein neues Tier erweitert werden, Kleidung und andere symbolische Gegenstände lassen sich als Übergangsobjekte »adoptieren« (Papas Wintersocken dienen als Hausschuhe, eine Sofadecke ist Metapher für gemeinsames Kuscheln und wärmt) oder Verhaltensweisen werden gezielt »imitiert« (Lieblingsfrühstück zur »Stärkung«). Auf einem Erinnerungstisch gibt es Platz für Fotos/Lieblingsgegenstände – jeden Monat wird arrangiert, Objekte können ausgetauscht werden, neue (Reise-)Mitbringsel bereichern und schaffen eine »Chronologie«.

Narrative Elemente wie die Entwicklung einer Familienchronik, das gemeinsame Erstellen eines Stammbaums, das Basteln eines »Lebensbuches« fördern das Erinnern (wobei hier gute wie schlechte Erfahrungen ihren Platz haben sollten), provozieren aber auch die – für eine reale Anerkennung der unwiederbringlichen Zäsur notwendige – Bewusstwerdung von Unterschieden (früher/jetzt). Lebensereignisse werden als »Fortsetzungsge-schichte« erzählt, so reift etwa eine früh verstorbene Mama in der inneren Bindungswirklichkeit zu einer Art »Schutzengel«, später zur Freundin, die in ersten Liebesangelegenheiten »berät«.

Die Übernahme der Versorgungsverantwortung durch einen Erwachsenen, der die Geschicke der Familie nun in die Hände nimmt, kann durch eine veränderte Sitzordnung bei Tisch akzentuiert werden – auch in neu sich bildenden Patchwork-Konstellationen eine bekannte Verhandlungsmaterie. Neue Verbindungen bedürfen neu zu gestaltender Rituale, in die man Kinder mit ihrer Kreativität bestens einbinden kann. Jahresrituale können Verbundenheit und Abschied gleicherma-ßen ins Bewusstsein rufen (die »dias de la morte« in Mexiko sind ein solches Kulturgut). Wir können Luftballone verschicken und Briefe auf einem Floß zum großen Meer senden, Spazierwege durch bekannte Gegenden in anderen Schuhen laufen und neue Spuren legen.

> Rituale ermöglichen Kontinuität, greifen aber auch Verände-rungen auf und markieren diese, sie erhalten Bindungen und lassen den verstorbenen Menschen in der Lebensgeschichte der Kinder »mitwachsen«.

Literatur

Fegg M, Gramm J, Pestinger M (Hrsg.) (2012), Psychologie und Palliative Care, Stuttgart: Kohlhammer

Fischinger E (2014a), Das Undenkbare denken lernen – Kinderwissen und Kinderweisheit im Umgang mit dem Tod, In: Kränzle S, Schmid U, Seeger C (Hrsg.), Palliative Care. Handbuch für Pflege und Begleitung, 4. Aufl., Berlin, Heidelberg: Springer, S. 437–451

Fischinger E (2014b), Die Tafelrunde lädt ein. Systemische Perspektiven zur Kindertrauer, In: Röseberg F, Müller M (Hrsg.), Handbuch Kindertrauer. Die Begleitung von Kindern, Jugendlichen und ihren Familien, Göttingen: Vandenhoeck & Ruprecht, S. 35–45

Franz M, (2004), Tabuthema Trauerarbeit, 2. Aufl., München: Don Bosco

Goldbrunner H (1996), Trauer und Beziehung. Systemische und gesellschaftliche Dimension der Verarbeitung von Verlusterlebnissen, Ostfildern: Mathias Grünewald

Gratz M, Mayer G, Weidemann A (2015), Schulung ehrenamtlicher Hospizbegleiter, Stuttgart: Kohlhammer

Haagen M, Möller B (2013), Sterben und Tod im Familienleben. Beratung und Therapie von Angehörigen von Sterbenskranken, Göttingen: Hogrefe

Kachler R (2010), Hypnosystemische Trauerbegleitung. Ein Leitfaden für die Praxis, Heidelberg: Carl Auer

Kast V (2013), Trauern. Phasen und Chancen des psychischen Prozesses, 4. Aufl., Freiburg i. Br.: Kreuz Verlag

Mangler R (2012), Meine Schulzeit »danach«, In: Leidfaden. Fachmagazin für Krisen, Leid, Trauer, Heft 4: Kinder und Jugendliche – ein Trauerspiel, S. 28–33

Müller M, Brathuhn H, Schnegg M (2014), Handbuch Trauerbegegnung und -begleitung. Theorie und Praxis in Hospizarbeit und Palliative Care, 2. Aufl., Göttingen: Vandenhoeck & Ruprecht

Müller M, Radbruch L, Brathuhn S (Hrsg.) (2012), Leidfaden. Fachmagazin für Krisen, Leid, Trauer, Heft 3: Trauer am Arbeitsplatz

Onnasch K (2009), Trauma und Trauer aus neurobiologischer Sicht, In: Gast U, Markert EC, Onnasch K, Schollas T (Hrsg.), Trauma und Trauer. Impulse aus christlicher Spiritualität und Neurobiologie, Stuttgart: Klett-Cotta, S. 38–90

Paul C (2005), Dokumentationsbögen für ehrenamtliche Trauerbegleitung im Rahmen von Hospizdiensten, Bonn: Pallia Med Verlag

Paul C (2011), Neue Wege in der Trauer- und Sterbebegleitung. Hintergründe und Erfahrungsberichte für die Praxis, 7. Aufl., Gütersloh: Gütersloher Verlagshaus

Pisarski W (2006), Anders Trauern – anders leben, 7. Aufl., Gütersloh: Gütersloher Verlagshaus

Rechenberg-Winter P, Fischinger E (2010), Kursbuch systemische Trauerbegleitung, 2. Aufl., Göttingen: Vandenhoeck & Ruprecht

Romer G, Haagen M (2007), Kinder körperlich kranker Eltern, Göttingen: Hogrefe

Rösch E (2016), Hospiz- und Palliativversorgungsnetzwerke gestalten. Ein Leitfaden, Stuttgart: Kohlhammer

Smeding RM (2010), Trauer erschließen. Eine Tafel der Gezeiten, Ludwigshafen: der hospiz verlag

Stockstrom C (2015), Sterbebegleitung versus Trauerbegleitung, In: Leidfaden. Ehrenamt – Unbezahlt und unbezahlbar. Rolle und Bedeutung in der Hospiz- und Palliativarbeit, Heft 4, S. 90–92

Worden JW (1996), Children and grief. When a parent dies, New York: Guilford Press

Worden JW (2010), Beratung und Therapie in Trauerfällen. Ein Handbuch, 4. Aufl., Bern: Hans Huber

Weiterführende Literatur: Kinder, Jugendliche und junge Erwachsene, die um eine Bezugsperson trauern

Leseempfehlungen für Betroffene

Aakeson KF, Erikson E (2014), Erik und das Opa-Gespenst, Hildesheim: Gerstenberg Verlag (ab 4/5 J.)

Bayrischer Rundfunk (Hrsg.) (2006), DVD: Willi wills wissen: Wie ist das mit dem Tod, Frankfurt: Baumhaus Verlag (ab 6 J)

Brandes S (2001), Ein Baum für Mama, München: Buch & Media (ab 10 J.)
Couloumbis A (2004), Der Himmel auf dem Dach, Hamburg: Carlsen Verlag (ab 11/12 J.)
Dros I, Geelen H (1990), Das O von Opa, München: Middelhauve-Verlag (ab 4 J.)
Fried A, Gleich J (1997), Hat Opa einen Anzug an? München: Hanser-Verlag (ab 5 J.)
Gaarder J (2003), Das Orangenmädchen, München: dtv (ab 12/13 J., auch als Hörbuch)
Galeano EH (2010), Geschichte von der Auferstehung des Papageis, Zürich: Bajazzo Verlag (ab 6 J.)
Hagen H, Geelen H (1996), Still, ich denke an das Huhn, München: Middelhauve-Verlag (ab 4/5 J.)
Janisch H, Soganci SM (2007), Schenk mir Flügel, St. Pölten: Residenz Verlag (ab 4 J.)
Kranendonk A (2000), Vom Weinen kriegt man Durst, Düsseldorf: Patmos-Verlag (ab 5 J.)
Lian T (2000), Es sind die Wolken, die die Sterne bewegen, Rösrath: Kleiner Bachmann-Verlag (ab 8 J.)
Lindgren A (1986), Der Drache mit den roten Augen, Hamburg: Oetinger-Verlag (ab 6/7 J.)
Lunde S, Torster E (2010), Papas Arme sind ein Boot, Hildesheim: Gerstenberg Verlag (ab 5/6 J.)
Matti, T (2009), Bitte umsteigen!, Hamburg: Dressler-Verlag (ab 9/10 J.)
Nilsson U, Eriksson E (2006), Die besten Beerdigungen der Welt, Frankfurt a. M.: Moritz Verlag (ab 6 J.)
Nilsson U, Tidholm A-C (2007), Adieu, Herr Muffin, Frankfurt a. M.: Moritz Verlag (ab 6/7 J.)
Piumini R (2005), Matti und der Großvater, 3. Aufl., München: dtv (ab 7/8 J.)
Pohl P, Gieth K (2009), »Du fehlst mir, Du fehlst mir!«, 6. Aufl., München: dtv (ältere Jugendliche)
Pressler M (2002), Für Isabell war es Liebe, 2. Aufl., Landsberg: Beltz-Verlag (ältere Jugendliche)
Richter J (2014), Hechtsommer, 5. Aufl., München: dtv (auch als Hörbuch) (ab 10/11 J.)

Schins M-T (2001), Und wenn ich falle? Vom Mut, traurig zu sein, München: dtv (ältere Jugendliche)

Schins M-T (2008), Eine Kiste für Opa, Berlin: Aufbau-Verlag (ab 5 J.)

Schössow, P (2005), Gehört das so?! Die Geschichte von Elvis, München: Carl Hanser Verlag (ab 5 J.)

Schulß A, Bunge D (2009), Als Otto das Herz zum ersten Mal brach, Köln: Boje Verlag (ab 8 J.)

Stark U, Höglund A (1997), Meine Schwester ist ein Engel, Hamburg: Carlsen Verlag (ab 7/8 J.)

Snunit M, Golomb N (1991), Der Seelenvogel, Hamburg: Carlsen Verlag (ab 4/5 J.)

Valentine J (2010), Kaputte Suppe, München: dtv (ab 16/17 J.)

Varley S (2009), Leb wohl, lieber Dachs, 26. Aufl., Wien: Annette-Betz-Verlag (ab 4 J.)

Velthuijs M (2015), Was ist das, fragte der Frosch, 2. Aufl., Weinheim: Beltz & Gelberg (ab 3 J.)

Wild M, Brooks R (1997), Das Licht in den Blättern, Frankfurt a. M.: Moritz Verlag (ab 4/5 J.)

Zöller E (2002), Auf Wiedersehen, Mama, Frankfurt a. M.: Fischer (Schatzinsel) (ab 12 J.)

Leseempfehlungen für Trauerbegleiter

Eckardt J (2007), Wohnst Du jetzt im Himmel? Ein Abschieds- und Erinnerungsbuch für trauernde Kinder, Gütersloh: Gütersloher Verlagshaus

Erlbruch W (2007), Ente, Tod und Tulpe, München: Kunstmann-Verlag

Everding W (2006), Wie ist es tot zu sein? Tod und Trauer in der pädagogischen Arbeit mit Kindern, 2. Aufl., Freiburg i. Br.: Herder-Verlag

Fischinger E (2003), Von heilsamen Ritualen im Kontext der Trauer bei Kindern und Jugendlichen, In: Bauer-Mehren R, Kopp-Breinlinger K, Rechenberg-Winter P (Hrsg.), Kaleidoskop der Trauer, Regensburg: Roderer-Verlag, S. 171–185

Frank M (2015), Tabuthema Trauerarbeit. Kinder begleiten bei Abschied, Verlust und Tod, 8. Aufl., München: Don Bosco

Gibran K (1983), Das Khalil Gibran Lesebuch, Olten: Walter-Verlag

Goldbrunner H (1996), Trauer und Beziehung. Systemische und gesellschaftliche Dimensionen der Verarbeitung von Verlusterlebnissen, Mainz: Matthias Grünewald-Verlag

Haustein L (2010), Tod eines Geschwisters. Auswirkungen, Besonderheiten und Möglichkeiten der Bewältigung für das verwaiste Kind, Norderstedt: Books on Demand

Holzschuh W (Hrsg.) (2000), Geschwister-Trauer. Erfahrungen und Hilfen aus verschiedenen Praxisfeldern, Regensburg: Pustet Verlag

Kroen WC (1998), Da sein, wenn Kinder trauern. Hilfen und Ratschläge für Eltern und Erziehende, Freiburg i. Br.: Herder-Verlag

Mankell H (2014), Ich sterbe, aber die Erinnerung lebt, München: dtv

Rosen M (2014), Mein trauriges Buch, 3. Aufl., Stuttgart: Verlag Freies Geistesleben

Student J-C (2005), Im Himmel welken keine Blumen. Kinder begegnen dem Tod, Freiburg i. Br.: Herder-Verlag

Wolfelt AD (2002), Für Zeiten der Trauer. Wie ich Kindern helfen kann, Stuttgart: Kreuz Verlag

Weiterführende Literatur: Schwer erkrankte Kinder und Jugendliche

Leseempfehlungen für Betroffene

Deutscher Hospizverein (Hrsg.) (2006), Kinderhospizarbeit. Begleitung auf dem Lebensweg, Wuppertal: Hospiz-Verlag

Gaarder J (2001), Durch einen Spiegel, in einem dunklen Wort, München: dtv (ab 8/9 J.)

Green J (2012), Das Schicksal ist ein mieser Verräter, München: Carl Hanser Verlag (ab 15 J.)

Heine H (1995), Der Club, München: Middelhauve-Verlag (ab 5/6 J.)

Janisch H, Soganci SM (2007), Schenk mir Flügel, 5. Aufl., Wien: G & G Kinder- u. Jugendbuch (ab 5/6 J.)

Nicholls S (2008), Wie man unsterblich wird. Jede Minute zählt, München: Carl Hanser Verlag (ab 11/12 J.)

Pohl P (2003), Ich werde immer bei Euch sein, Würzburg: Arena-Verlag (ältere Jugendliche)

Schmitt E-E (2005), Oskar und die Dame in Rosa, 13. Aufl., Frankfurt a. M.: Fischer Verlag

Schuyesmans W (2005), Adieu Benjamin, Berlin: Pro Business Verlag (ab 12 J.)

Leseempfehlungen für Trauerbegleiter

Fischinger E (2012), Kinder als Patienten. Interventionen bei Kindern und Jugendlichen, In: Fegg M, Gramm J, Pestinger M (Hrsg.), Psychologie und Palliative Care. Aufgaben, Konzepte und Interventionen von Patienten und Angehörigen, Stuttgart: Kohlhammer, S. 24–32

Niethammer D (2008), Das sprachlose Kind. Vom ehrlichen Umgang mit schwer kranken und sterbenden Kindern und Jugendlichen, Stuttgart: Schattauer

Piumini R (2004), Eine Welt für Madurer, München: Carl Hanser Verlag

Weiterführende Literatur: Umgang mit Kindern und Jugendlichen in der Schule

Hauf UM, Karasch J (2015), Vom Umgang mit Tod und Trauer: Eine Arbeitshilfe für die Schule, München: dkv Fachverband für religiöse Bildung und Erziehung

Michaelsen-Gärtner B, Paulus P (ohne Jahr), Rückgrat für die Seele – Umgang mit Verlust und Trauer in der Schule, Materialbestellung unter www.mindmatters-schule.de/sek.html

Witt-Loers S (2009), Sterben, Tod und Trauer in der Schule. Eine Orientierungshilfe mit Kopiervorlagen, Göttingen: Vandenhoeck & Ruprecht

Witt-Loers S (2012), Trauernde Jugendliche in der Schule, Göttingen: Vandenhoeck & Ruprecht

Anhang: Praxishilfen

I   Umgang mit Trauer und Verlust am Arbeitsplatz

Barbara Mallmann

Die meiste Zeit des Tages verbringen wir am Arbeitsplatz mit unseren Vorgesetzten und Kollegen in dem Selbstverständnis, dass wir uns täglich wiedersehen. Und dann: bleibt ein Platz leer! Gestern noch da – heute erreicht uns die Nachricht, dass ein Mitarbeiter/Kollege verstorben ist. Plötzlich ist nichts mehr selbstverständlich.

Und jetzt? Fehlen Ihnen auch manchmal die Worte, wenn Sie vom Tod eines Kollegen oder eines Angehörigen Ihrer Mitarbeiter hören? Kennen Sie die Unsicherheit, wenn Ihnen ein trauernder Angehöriger gegenübersitzt? Haben Sie sich schon einmal gewünscht, auf solche Situationen besser vorbereitet zu sein? Gerade in Momenten der »Krise« können Sie wirklich

Zeichen setzen, wenn Sie verschiedene Aspekte berücksichtigen.

A   Umgang mit dem Tod eines Mitarbeiters/Kollegen

1. Kommunikation/Organisation/Abschied nehmen
   - Wer informiert wen und in welcher Form?
   - Einzelgespräche, Teamrunden, Intranet, Gedenkfeier etc.
   - Wer nimmt Kontakt zu den Angehörigen auf? Hier empfiehlt sich ein persönlicher Besuch entweder von einem engen Kollegen, einem Teamleiter, der Unternehmensleitung oder einem Betriebsrat.
   - Wer verfasst das Kondolenzschreiben und nach welchen Vorgaben?
   - Wer nimmt an der Trauerfeier, der Beisetzung teil? Freistellung, Betriebsstilllegung, Teilnahme ist Arbeitszeit.
   - Wird ein Blumengruß, Kranz oder Spende zur Beerdigung organisiert? Mit welchem Schleifentext?
   - Wird jemand auf der Trauerfeier oder am Grab sprechen? Wenn ja: wer?
   - Wird ein Nachruf in der Tageszeitung geschaltet? Nach welchen Vorgaben?

2. Betreuung/Begleitung des Teams
   Bei einem plötzlichen Todesfall, Arbeitsunfall oder Suizid ist es empfehlenswert, dass ein Kriseninterventionsteam (KIT), Psychologen oder Trauerbegleiter eingeschaltet werden.
   - Der »leere« Arbeitsplatz sollte würdig gestaltet und vorerst erhalten bleiben, z. B. eine Kerze anzünden, Foto des Verstorbenen aufstellen, Blumen etc.
   - Vielleicht ist es für das betroffene Team hilfreich, ein gemeinsames Ritual zu gestalten, um des Verstorbenen zu gedenken und innerlich gemeinsam Abschied zu nehmen.

- Gerade in den ersten Wochen sind Befindlichkeitsrunden sehr hilfreich, in denen jeder sagen kann, wie es ihm/ihr tagesaktuell mit dem Verlust, mit der Trauer geht und was gerade gebraucht wird.

3. Kontakt zu den Angehörigen des Verstorbenen/der Verstorbenen
   - Ein zeitnaher persönlicher Besuch bei den Angehörigen z. B. von einem engen Arbeitskollegen zeigt die besondere Verbundenheit.
   - In Krisensituationen sind Trauernde ganz besonders auf konkrete Hilfsangebote angewiesen. Ein Unternehmen, das hier aktiv auf die Angehörigen des verstorbenen Kollegen zugeht, zeigt Wertschätzung und Verbundenheit.
   - Diese konkreten Hilfsangebote können materieller, finanzieller Art, Unterstützung bei der Kontaktaufnahme zu Trauergruppen, Übernahme von Kinderbetreuung oder Hilfe bei Behördengängen sein. Fragen Sie, welche Unterstützung benötigt wird.
   - Kontakt zu den Angehörigen auch über die Trauerfeier hinaus.

4. Gedenken/Erinnerung
   - Die Entwicklung einer Abschieds-Gedenk-Kultur wird von einigen Unternehmen als sehr hilfreich erlebt. Hier könnte beispielsweise ein Erinnerungsbuch angelegt werden, in dem aller verstorbenen Kollegen und Kolleginnen gedacht wird.
   - Manche Teams empfinden das Gestalten eines Erinnerungsbuches oder einer Erinnerungsschatzkiste für die Angehörigen des Verstorbenen als heilsames Tun im Abschieds- und Trauerprozess.
   - Bei Firmenfeierlichkeiten sollte das Fehlen des Mitarbeiters angesprochen und gewürdigt werden, z. B. mit einer Schweigeminute oder wertschätzenden Worten.

– Bei wichtigen Festtagen des Jahres, z. B. zu Weihnachten, Geburtstag oder Todestag, kann ein Kollegenbesuch bei den Angehörigen ein schönes Zeichen der Verbundenheit sein.

B   Umgang mit schwerer Erkrankung am Arbeitsplatz
Eine Vielzahl der genannten Tipps kann auch Anwendung finden in einer anderen Situation, denn Trauer und Abschied beginnen viel früher, nämlich auch dann, wenn ein Kollege oder einer seiner Angehörigen die Diagnose einer lebensbedrohlichen, schweren Krankheit bekommt. In diesem Moment fühlen sich viele Menschen hilflos und wissen nicht, wie sie auf den Betroffenen zugehen sollen.
*   Welches Verhalten, welche Worte sind angemessen?
*   Wie drücke ich mein Mitgefühl, meine Anteilnahme aus?
*   Ist ein Blick, eine Umarmung manchmal besser als jedes Wort?
*   Welche Kommunikation wünscht sich der Betroffene innerhalb der Firma?
*   Wer informiert wen, in welcher Form und mit welchem Inhalt?

C   Umgang mit trauernden Mitarbeitern und Kollegen
Ist ein Kollege selbst der Trauernde und hat einen nahstehenden Angehörigen verloren, dann ist es besonders wichtig, Verständnis für seine Situation zu entwickeln.
*   Beobachten Sie genau bzw. erfragen Sie, wie leistungsfähig sich der Betroffene fühlt und versuchen Sie, den Arbeitsplatz bzw. die Aufgabe entsprechend zu gestalten.
*   Welchen Freiraum oder welche Rückzugsmöglichkeit benötigt der Trauernde?
*   Wie kann die Arbeitszeit gestaltet werden?
*   Welche Hilfsangebote können unterbreitet werden?
*   Wer hat die engste Beziehung und hält Kontakt?

* Wie viel Sonderurlaub, Freistellung ist möglich?
* Wie kann Trost gespendet werden?

Bei allen Überlegungen und Aktivitäten ist es wichtig zu beachten, wer in welcher Beziehung zum Betroffenen steht. Es ist nicht zwangsläufig der Vorgesetzte oder der am engsten befreundete Kollege hier die passendste Person.

II Wenn lebensbedrohliche Krankheit, Behinderung, Tod das Leben der Schule berühren

Monika Weis

Die Themen »schicksalhafte Ereignisse« wie Krankheit, Behinderung, Tod, Unfall, Verbrechen, Amok, Selbsttötung, Entführung und Krieg sind im Leben von Kindern und Jugendlichen immer wieder gegenwärtig. Die Einrichtungen Schule, Kindergarten und Tagesstätte haben in ihrem öffentlichen Auftrag verschiedene Aufgaben der Gesellschaft zu erfüllen. Doch die wichtigsten Aufgaben stellt das Leben selbst: Auseinandersetzungen mit den Problemen, in denen die Kinder und ihre

Umwelt existenziell betroffen sind, und Unterstützung bei der Bewältigung dieser großen Herausforderung durch Wachrufen der eigenen Kräfte. Auch wenn es keine alltägliche Erfahrung ist: Kinder, deren Eltern oder Geschwister, auch Lehrer und Erzieher erkranken schwer oder sterben. Die Schicksalsschläge treten meist plötzlich durch Informationen aus dem familiären Rahmen an die Öffentlichkeit. Es sind jedoch nicht nur die schockierenden Nachrichten, die die Kinder beschäftigen, sondern vor allem geht es um die Bedeutungsräume von Trauer, Angst, Verlust, Trennung bei Veränderungen im Leben, vor denen weder die Kinder noch ihre betreuenden Erwachsenen verschont bleiben.

Wie gehen Schule, Kindergarten und Tagesstätte mit diesen Themen um? Wer übernimmt im jeweiligen öffentlichen Rahmen die Verantwortung für die notwendigen Schritte?

Das Gebot der ersten Stunde ist die Pflicht zur Vernetzung untereinander. Denn die Familie als ursächlicher Ereignisort und die dort zu schützende Privatsphäre haben höchste Priorität und erfordern Respekt. Das zweite Gebot heißt: Ohne Hektik, also – vor allem auch mit Rücksicht auf die Intimität dieser Erfahrung von Betroffenheit – eine Begrenzung oder vielleicht gar Zurückstellung geplanter Aktivitäten.

Die Außergewöhnlichkeit und die Selbstverständlichkeit der genannten Themen haben eine große Spannbreite. Sie stellen somit ein breites und tiefes Reservoir von Möglichkeiten dar. Diese Situation erlaubt den Verantwortlichen, aus den Bedürfnissen der Gruppenmitglieder das Wichtigste, das Bedeutsamste und das Praktikabelste auszuwählen mit dem Fokus der Aufmerksamkeit auf einzelne, besonders betroffene Kinder und Jugendliche, auf die Gruppe und den Freundeskreis und auch mit einem achtsamen Blick auf Bedingungsgefüge und Ressourcen der gesamten Einrichtung.

Am Lernort Schule, Kindergarten, Tagesstätte findet in dieser Zeit Auseinandersetzung mit dem aktuellen Leben statt! Neben der sachlichen Information gilt es, vor allem Anteilnahme und Kommunikation innerhalb der Gemeinschaft zu fördern, um Hilfe und Trost für sich und andere zu erfahren. Freiwilligkeit für unterschiedliche Wege der Partizipation trägt zur Vertrauens-bildung in offener Atmosphäre bei. Intime Inhalte wie Gefühle sollen der Schweigepflicht nach außen unterliegen. Verschie-denheiten werden als Bereicherung akzeptiert und erlebt. Kurzfristig sollte sich der übliche Rahmen der Einrichtung modifizieren lassen. Beispiele sind:

- Aufhebung des 45-Minuten-Unterrichts
- Zurückstellung alltäglicher Aufgaben zugunsten der aktuellen Situation
- Angemessene Inhalte in den Fächern Deutsch, Religion, Kunst, Musik, Biologie
- Rollenabsprache mit Kollegen, die ebenfalls mit den Gruppen Kontakt haben
- Kinder dürfen ihre Ansprechpersonen aus einem Angebot der Einrichtung wählen
- Raum und Zeit geben, um die Bedürfnisse des Einzelnen und der Gemeinschaft zu erspüren
- Angemessene inhaltliche Gestaltung für Gespräche o. ä. in der jeweiligen Einrichtung mit Rücksicht auf verschiedene emo-tionale, soziale und kognitive Bedürfnisse
- Wahrnehmung der eigenen Grenzen der Einrichtung und eventuelle Erweiterung des stützenden Angebots durch exter-ne, professionelle Hilfen (Berater, Therapeuten, Krisendienst, Notfall-Seelsorger usw.)
- Eventuell Elternabend zur Information, zur Sensibilisierung und zur Vorbereitung von Gruppenaktivitäten

- Unternehmungen in der Gruppe zur eigenen Psychohygiene (z. B. Ausflug, zielgerichtete Besuche von sinnstiftenden Orten)
- Vermittlung von konkreten Adressen zur Nachsorge

All die benannten Aktivitäten dienen dazu, auf das Außerordentliche angemessen reagieren zu können. Gerade in Pubertät und Adoleszenz kann es jedoch von großer Bedeutung für unmittelbar betroffene junge Menschen sein, Schule auch als Rückzugsort in die Normalität erfahren zu dürfen. Einen Teil des aus allen Fugen geratenen Lebens in der vertrauten sozialen Gemeinschaft verbringen und sich in der Bewältigung alltäglicher Aufgaben der eigenen Ressourcen versichern zu können, vermag enorm zu entlasten.

Einfühlung in die unterschiedlichen Bedürfnisse trauernder Schüler findet in der persönlichen Beziehung statt. Beide Seiten werden ihre jeweiligen eigenen Haltungs- und Handlungsspielräume nutzen.

Wie entscheidend der sensible Balanceakt zwischen der Anerkennung der Realität des Geschehenen und der individuellen Unterstützung im Wiedererlangen einer Zukunftsperspektive ist, verdeutlicht ein Auszug aus einem offenen Brief einer Abiturientin an das Lehrerkollegium ihrer Schule, nachdem ihre Schwester bei einem Zugunglück verstorben war:

»Gerade für Pädagogen halte ich es deshalb für wichtig, sich zu überwinden und auf betroffene Schüler zuzugehen. Dabei geht es nicht darum, den Schülern gutgemeinte Ratschläge zu erteilen, da es diese schlicht und ergreifend nicht gibt. Es geht auch nicht darum, zu versuchen, dem Schüler Trauer abzunehmen oder Ähnliches; selbst wenn man dies gern tun würde. Sinn der Sache ist es, dem Schüler einfach zu signalisieren, dass Sie sehr betroffen sind von dessen Verlust, dass Sie für ihn da sind, wenn er mit Ihnen eventuell darüber sprechen möchte, dass Sie nicht von ihm fordern, so weiterzumachen wie bisher, dass Sie akzeptieren, dass die Verarbeitung von Trauer ein langer und schmerzvoller Prozess ist, der sich nicht zeitlich begrenzen lässt, und man auch nach Wochen oder Monaten noch nicht über einen solch schweren Verlust hinweg ist. Meiner Meinung nach reicht es sogar aus zuzugeben, dass man selbst keine Worte für alles findet« (Mangler 2012, S. 31).

Einrichtungen bieten mithilfe von Lehrern und Erziehern einen Schutzraum zur Verarbeitung von schwierigen Lebensereignissen. Sie schaffen ein Erleben von tragender Gemeinschaft. Sie ermutigen die Kinder, stützen sie in Krisen und begleiten sie beispielhaft, wie sie mit schicksalhaften Ereignissen umgehen können. Nach einiger Zeit können die Kinder, die Jugendlichen und die betreuenden Erwachsenen an Erinnerungsinseln erleben, dass die Gemeinschaft durch diese Krise eine neue Dimension des Miteinanders erfahren hat.

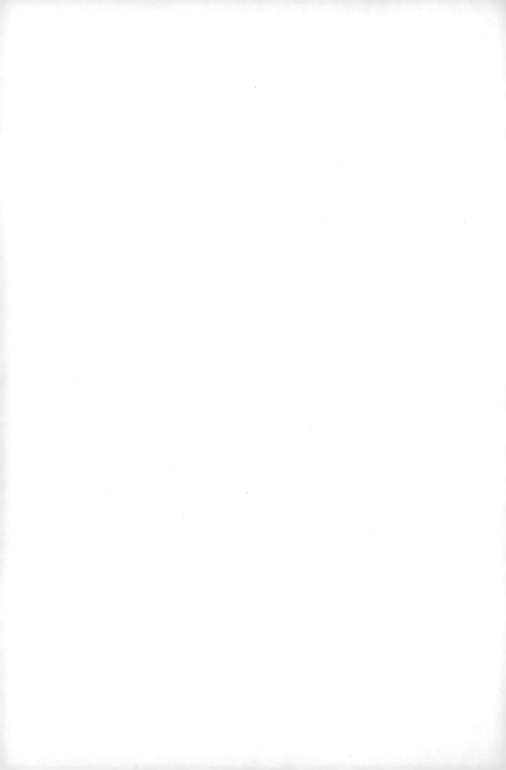

III   Dokumentation von Trauerbegleitungen

Chris Paul

In vielen Jahren Arbeit wurde das Dokumentationssystem in
Eigenleistung entwickelt und auf der Basis eigener Erfahrungen,
der Zusammenarbeit mit Kollegen aus dem Bundesverband
Trauerbegleitung e.V. und der Rückmeldungen aus Fortbil-
dungsgruppen ständig weiter entwickelt. Dieses Dokumenta-
tionssystem ist nicht dazu gedacht, Mehrarbeit oder unsinnige
Bürokratie zu verursachen. Es soll vielmehr die Trauerbegleitung
vereinfachen und den Blick auf das Wesentliche lenken. Das
Dokumentationssystem besteht als eine zusammenhängende
Datei aus:

* Datenblatt
* Basisbogen
* Zwanzig Gesprächsbögen

Es kann am Computer interaktiv ausgefüllt und gespeichert werden. Alternativ können alle Bögen einzeln ausgedruckt und mit der Hand ausgefüllt werden. Alle Bögen enthalten persönliche Daten. Deshalb ist die sichere Aufbewahrung in einem abschließbaren Schrank und/oder passwortgeschützten PC-Bereich zu beachten.

Erläuterung zu den einzelnen Modulen

Datenblatt
Das Datenblatt enthält die Kontaktdaten des Trauernden, die getroffenen Vereinbarungen über die Dauer der Begleitung und – falls vereinbart – der Bezahlung. Außerdem enthält es ausreichend Felder für die Auflistung der Termine und Bemerkungen.

Basisbogen
Der vierseitige Basisbogen enthält alle Informationen, die im Lauf des Erstgesprächs gesammelt werden, und die daraus resultierende Empfehlung. Er soll nicht während des Erstgesprächs ausgefüllt werden, sondern im Anschluss daran aus dem Gedächtnis. Mit einiger Erfahrung bietet die Struktur des Bogens eine gute Gedächtnisstütze für relevante Informationen, die eingeholt werden sollten, bzw. die sich auch ohne explizites Nachfragen aus dem Gesprächsverlauf ergeben. In der Regel bleiben trotzdem einzelne Fragen unbeantwortet. Die fehlenden Informationen können im Lauf der Begleitung nachgetragen werden. Ein Rückblick auf die Begleitung bildet den letzten Teil des Basisbogens und ermöglicht eine strukturierte Auswertung

einer Gesprächsreihe. Das Erstgespräch sollte nur von geschulten Kräften (Große Basisqualifizierung zur Trauerbegleitung nach BVT) ausgefüllt werden.

Der Basisbogen ist vertraulich, vor der Weitergabe der Bögen, z. B. zu Supervisionszwecken, muss der Trauernde von der Schweigepflicht entbinden.

Der Basisbogen enthält die Bereiche:

* Der/die Trauernde
* Der/die Verstorbene
* Einflussfaktoren
* Empfehlung und Rückblick

Gesprächsbogen

Der Gesprächsbogen ist vertraulich, seine Weitergabe sollte nur in Ausnahmefällen nach einer Schweigepflichtsentbindung durch den Klienten geschehen (z. B. wenn die Begleitung wegen einer Erkrankung an eine Kollegin abgegeben wird).

Der Bogen enthält sechs Felder, in denen die Informationssicherung, die emotionale Entlastung und Eigenreflexion angeregt werden. Das Feld »Themen des Gespräches« kann nach eigenen Vorstellungen gestaltet werden. Stichwortartig, mit Zitaten aus der Beratung, mit den angebotenen Interventionen. Es empfiehlt sich, je einen Bogen nach jedem Gespräch auszufüllen und diesen dann vor dem nächsten Gespräch zur Vorbereitung zu nutzen. Zum Abschluss einer Gesprächsreihe geben die Bögen einen guten Überblick über alle Themen und Entwicklungen.

Dokumentationsvorlagen für offene und geschlossene Trauergruppen sowie das niedrigschwellige Trauercafé ergänzen das Angebot.

Weitere Informationen zu den Dokumentationsvorlagen sind beim TrauerInstitut Deutschland (www.trauerinstitut.de) zu finden.

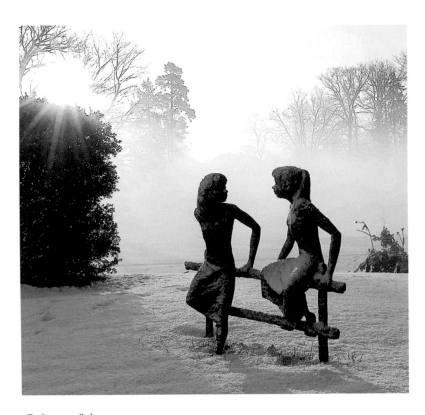

»Zwiegespräch«
Bronze: Jürgen Ebert; Foto: Wolf Eckart Freiherr von Gemmingen-Homberg

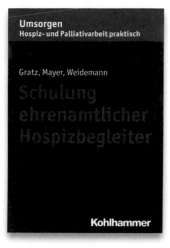

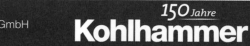

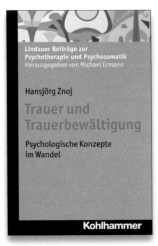

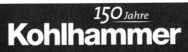